SÉRIE ENFERMAGEM

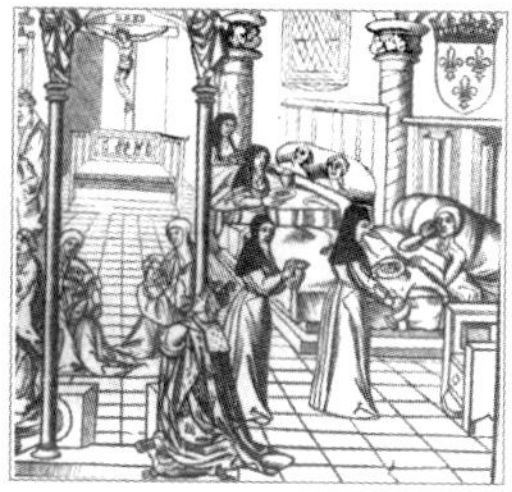

A COMUNICAÇÃO NOS DIFERENTES CONTEXTOS DA ENFERMAGEM

SÉRIE ENFERMAGEM

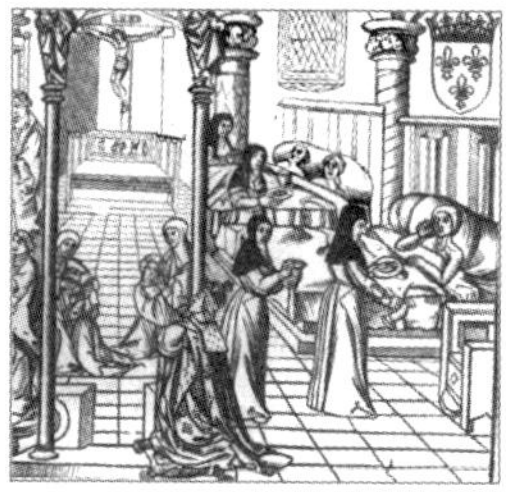

A COMUNICAÇÃO NOS DIFERENTES CONTEXTOS DA ENFERMAGEM

2ª edição revista e ampliada

ORGANIZADORAS

MAGUIDA COSTA STEFANELLI
Professora Titular da Escola de Enfermagem da Universidade de São Paulo.

EMILIA CAMPOS DE CARVALHO
Professora Titular da Escola de Enfermagem de Ribeirão Preto da Universidade de São Paulo.

ABEn-SP

Manole

Este livro contempla as regras do Acordo Ortográfico da Língua Portuguesa de 1990, que entrou em vigor no Brasil.

Projeto gráfico: Texto & Arte Serviços Editoriais
Editoração eletrônica: Depto. editorial da Editora Manole
Capa: Eduardo Bertolini
Ilustração: Mary Yamazaki Yorado
Imagem do frontispício – Cuidadoras hospitalares no Hôtel-Dieu, Paris, 1521
Logotipo: Copyright © Associação Brasileira de Enfermagem – Seção São Paulo (ABEn–SP)

Dados Internacionais de Catalogação na Publicação (CIP)
(Câmara Brasileira do Livro, SP, Brasil)

A Comunicação nos diferentes contextos da enfermagem/organizadoras Maguida Costa Stefanelli, Emilia Campos de Carvalho. – 2. ed. rev. e ampl. – Barueri, SP : Manole, 2012. – (Série enfermagem)

Vários autores.
Bibliografia.
ISBN 978-85-204-3410-9

1. Comunicação em enfermagem 2. Enfermagem - Estudo e ensino I. Stefanelli, Maguida Costa. II. Carvalho, Emilia Campos de. III. Série.

CDD-610.730699
11-14609 NLM-WY 101

Índices para catálogo sistemático:
1. Comunicação em enfermagem: Ciências médicas 610.730699

1ª edição – 2005
2ª edição – 2012

Editora Manole Ltda.
Avenida Ceci, 672 – Tamboré
06460-120 – Barueri – SP – Brasil
Fone: (11) 4196-6000 – Fax: (11) 4196-6021
www.manole.com.br
info@manole.com.br

Impresso no Brasil
Printed in Brazil

SOBRE OS AUTORES

MAGUIDA COSTA STEFANELLI

Doutora em Enfermagem pela Universidade de São Paulo. Professora Titular da Escola de Enfermagem da Universidade de São Paulo. Orientadora do Programa de Pós-Graduação em Enfermagem da Escola de Enfermagem da Universidade de São Paulo, da linha de pesquisa "O processo de cuidar no campo psiquiátrico e no campo da saúde mental". Professora visitante da Universidad Andrés Bello (Santiago, Chile). Representante da Área de Enfermagem na Coordenadoria de Aperfeiçoamento de Pessoal de Nível Superior (Capes) (1994-1996). Fundadora e Líder do Grupo de Estudo sobre Comunicação em Enfermagem (cadastrado no CNPq), das linhas de pesquisa: "A comunicação como base para educação em saúde" e "Comunicação no cuidado em enfermagem". Membro fundadora do Centro Colaborador da Organização Mundial da Saúde (OMS) para Pesquisa e Treinamento em Saúde Mental, do Departamento de Enfermagem Materno-Infantil e Psiquiátrica da Escola de Enfermagem da Universidade de São Paulo (membro e presidente desde sua fundação, em 1993, até 1996). Assessora do Conselho Diretor do Instituto de Psiquiatria do Hospital das Clínicas da Universidade de São Paulo (2001-2006). Autora do livro *Comunicação em Enfermagem: teoria e ensino.*

EMILIA CAMPOS DE CARVALHO

Doutora em Enfermagem pela Universidade de São Paulo. Professora Titular do Departamento de Enfermagem Geral e Especializada da Escola de Enfermagem de Ribeirão Preto da Universidade de São Paulo. Professora e orientadora do Programa de Pós-Graduação em Enfermagem Fundamental da Escola de Enfermagem de Ribeirão

Preto da Universidade de São Paulo, das linhas de pesquisa "Comunicação em enfermagem" e "Processo de cuidar do adulto com doenças agudas e crônico-degenerativas". Professora e orientadora do Programa Interunidades da linha de pesquisa "Fundamentos teóricos e filosóficos do cuidar". Coordenadora do Grupo de Pesquisa Enfermagem e Comunicação (cadastrado no CNPq), da Escola de Enfermagem de Ribeirão Preto da Universidade de São Paulo.

EVALDA CANÇADO ARANTES

Doutora em Enfermagem pela Escola de Enfermagem da Universidade de São Paulo. Orientadora do Programa de Pós-Graduação em Enfermagem da Escola de Enfermagem da Universidade de São Paulo, da linha de pesquisa "O processo de cuidar no campo psiquiátrico e no campo da saúde mental". Membro do Grupo de Estudo sobre Comunicação em Enfermagem (cadastrado no CNPq), das linhas de pesquisa: "A comunicação como base para educação em saúde" e "Comunicação no cuidado em enfermagem". Membro fundadora do Centro Colaborador da Organização Mundial da Saúde (OMS) para Pesquisa e Treinamento em Saúde Mental, do Departamento de Enfermagem Materno-Infantil e Psiquiátrica da Escola de Enfermagem da Universidade de São Paulo (1993-2000).

MARIA ANGÉLICA PAGLIARINI WAIDMAN

Doutora em Filosofia da Enfermagem pela Universidade Federal de Santa Catarina. Mestre em Enfermagem pela Universidade Federal de Santa Catarina. Mestre em Enfermagem pelo Departamento de Enfermagem da Universidade Estadual de Maringá. Professora Adjunto do Departamento de Enfermagem da Universidade Estadual de Maringá. Integrante do Núcleo de Estudos, Pesquisa, Assistência e Apoio à Família (Nepaaf) do Departamento de Enfermagem da Universidade Estadual de Maringá e integrante da Rede Leifams (Laboratório de Estudos e Práticas Interdisciplinares com Família e Saúde).

Maria Júlia Paes da Silva

Doutora em Enfermagem pela Universidade de São Paulo. Professora Titular do Departamento de Enfermagem Médico-Cirúrgica da Escola de Enfermagem da Universidade de São Paulo. Responsável Técnica de Enfermagem do Hospital Universitário da Universidade de São Paulo desde 2009. Vice-coordenadora do Grupo de Pesquisa "Enfermagem e comunicação" (cadastrado no CNPq). Autora dos livros *Comunicação tem remédio*, *O amor é o caminho – maneiras de cuidar* e *Obrigada, filha!*.

Maria Márcia Bachion

Doutora em Enfermagem pela Escola de Enfermagem de Ribeirão Preto da Universidade de São Paulo. Professora Titular da Faculdade de Enfermagem da Universidade Federal de Goiás. Docente da área de Enfermagem Fundamental, disciplina Metodologia de Assistência de Enfermagem, da Universidade Federal de Goiás. Membro do Núcleo de Estudos e Pesquisa em Saúde Integral, da Faculdade de Enfermagem da Universidade Federal de Goiás, e do Grupo de Pesquisa de Enfermagem e Comunicação, da Escola de Enfermagem de Ribeirão Preto da Universidade de São Paulo.

SUMÁRIO

APRESENTAÇÃO

Neste livro, as autoras oferecem um pouco da própria experiência em comunicação humana e a adequação de sua utilização efetiva em enfermagem. Diante da diversidade de fenômenos e questões conceituais e pragmáticas que emergem no mundo contemporâneo, a comunicação vem sendo apontada como o elemento mediador do equilíbrio da vida em sociedade.

A motivação para apresentar a alunos de enfermagem e enfermeiros a compreensão que as autoras têm sobre o complexo processo de comunicação em enfermagem tem sua origem em pesquisas e observação, ao longo das últimas três décadas, de como se processa a comunicação na prática assistencial de enfermeiros e, sobretudo, pela forma como é tratado esse tema nos cursos de graduação, nem sempre adequada.

Apesar de ser unânime a aceitação da relevância da comunicação no ensino, como também o é na assistência e na pesquisa, não se observa coerência entre esse fato e o ensino real que se processa na maioria das instituições formadoras de enfermagem.

São poucas as situações, teóricas ou práticas, em que o aluno é convidado a refletir sobre sua comunicação no ambiente de aprendizado ou a exercitar-se no uso de estratégias de comunicação terapêutica com objetivo explícito de ajudá-lo a perceber formas mais adequadas para seu comportamento interacional e, assim, mudá-lo de forma consciente.

As experiências no processo comunicacional entre aluno e professor, aluno e paciente, aluno e aluno, aluno e enfermeiro e aluno e grupos de pacientes e suas famílias, colegas ou profissionais são as mais frequentes durante a formação do futuro enfermeiro, mas este também é exposto a situações que envolvem a comunicação organizacional e de massa e precisa tomar consciência da existência delas e de qual é seu papel nesses contextos.

A literatura tem diagnosticado a necessidade de conduzir a interação entre esses interlocutores de forma efetiva, com domínio e habilidade, enfim, com competência, isto é, utilizando os conhecimentos e as habilidades adquiridas para um propósito profissional.

Os estudos têm também apontado o desafio de ensinar comunicação em enfermagem. O ensino não deve ser de responsabilidade exclusiva de uma disciplina, mas permear todo o curso, com experiências programadas específicas para propiciar aquisição da competência em comunicação. Merece destaque a presença de uma disciplina específica sobre o processo comunicacional em enfermagem, logo no início do curso, cujo conteúdo deve ser aprofundado à medida que os alunos caminham pelos diversos semestres letivos de sua formação.

Sugestões a alunos, enfermeiros e pacientes, para mudarem seus hábitos no uso do processo de comunicação, já vêm há algum tempo sendo desenvolvidas em nosso meio, mas ainda são restritos os estudos sobre o impacto dos resultados dessa mudança na prática profissional.

Ter material à disposição dos alunos, apresentando a complexidade do processo de comunicação, seus elementos, suas características, as situações em que ocorre, os desafios ao seu desenvolvimento e, sobretudo, como realizá-lo, é necessário para alcançar êxito nessa mudança. Esses aspectos são também apresentados neste livro.

As autoras iniciam sua jornada com um panorama geral que mostra a interface entre a comunicação e a enfermagem, seguido da apresentação de algumas teorias de comunicação humana existentes e utilizadas em enfermagem, para que o aluno comece a familiarizar-se com a complexidade do assunto, tendo em mente que, com a fundamentação teórica pertinente e confiável, é possível enfrentar o desafio de compreender esse fenômeno.

Na sequência, são expostos os conceitos teóricos gerais sobre comunicação verbal e não verbal, a introdução à comunicação terapêutica e suas estratégias de comunicação e os desafios a sua utilização adequada. As estratégias terapêuticas, às vezes, aparecem com denominações diferentes permeando os capítulos, porém fazem parte da complexidade do fenômeno em estudo.

No Capítulo 8, uma das contribuições para a segunda edição, constam recentes abordagens sobre o ensino das habilidades de comunicação necessárias para a aquisição de competência clínica.

No Capítulo 9 é abordada a aplicação do conhecimento da comunicação humana no processo de enfermagem e com a família, considerada como pequeno grupo.

No Capítulo 11 é apresentado o uso do jogo educativo no processo ensino-aprendizagem da comunicação em enfermagem, além de sugestões ou pistas para sua aplicação na educação para saúde.

Para tanto, as autoras contaram com a colaboração de um conjunto de estudiosos de comunicação em enfermagem, a quem as coordenadoras deste livro expressam respeito pela contribuição que têm dado à área e o agradecimento pela oportunidade de juntos caminharmos no enfrentamento do desafio de fazer da comunicação em Enfermagem um processo comunicacional comungado por alunos e enfermeiros, docentes ou não, e associado às demais competências do enfermeiro, para um caminhar seguro rumo ao cuidado humanitário e competente.

MAGUIDA COSTA STEFANELLI
EMILIA CAMPOS DE CARVALHO

PREFÁCIO

Esta obra, em seu conjunto, atende a uma visão prospectiva da Editora Manole sobre as necessidades de professores e alunos dos cursos de graduação em enfermagem no Brasil.

Esta iniciativa pioneira mostra a preocupação da editora não apenas em lançar no mercado obras já consagradas de autores estrangeiros, mas de investir numa comunidade acadêmica capaz de contribuir com a melhoria da qualidade de ensino, pesquisa e assistência de enfermagem no cenário brasileiro de saúde e quiçá latino-americano, que à semelhança do nosso país, também apresenta necessidades nessa área.

Produzir, desenvolver e documentar conhecimentos e experiências em contextos específicos de ensino-aprendizagem, respondendo e correspondendo a programas avaliados, validados e bem-sucedidos, certamente contribuirá para o desenvolvimento de competências docentes-discentes em âmbitos assistenciais individuais e coletivos nos diferentes espaços de atuação do enfermeiro.

Assim, foram convidados professores e profissionais com expressiva experiência na área da educação e da pesquisa em enfermagem, visando à inserção precoce das boas práticas no conjunto das atividades e ações de enfermagem.

Essas obras atendem não apenas às expectativas dos alunos de graduação, mas podem também proporcionar condições favoráveis para o desenvolvimento de processos e estratégias pedagógicas inovadoras, adequadas e adaptadas aos cenários regionais e locais.

A meta é facilitar o acesso a todo o conteúdo do programa de formação do enfermeiro, aprovado em instâncias governamentais, incorporando práticas pedagógicas compatíveis com os recursos e equipamentos de saúde e de educação disponíveis nas regiões onde se situam as escolas e faculdades de enfermagem, de modo a fortalecer e subsidiar os docentes nas suas atividades acadêmicas.

Assim, o delineamento prático, agradável e de fácil leitura dos capítulos de cada livro inclui espaços específicos, em que o aluno e o professor podem desenvolver atividades complementares orientadas para a incorporação e a sedimentação dos conhecimentos necessários para a formação do enfermeiro.

A competência profissional e acadêmica dos autores, associada à iniciativa da Editora Manole em investir na sedimentação e divulgação dos conhecimentos específicos dos processos de cuidar, por meio da Série Enfermagem, certamente produzirá um grande salto qualitativo no cenário da saúde como um todo.

A comunicação nos diferentes contextos da enfermagem – 2ª edição, resultado da ampla vivência das autoras na área da comunicação humana, possibilita aos alunos uma visualização teórico-prática do uso da comunicação em contextos não apenas profissionais, mas também em seu cotidiano. Aos professores de enfermagem, o livro oferece uma possibilidade de expansão das estratégias a serem utilizadas nos processos de ensino-aprendizagem da comunicação em enfermagem.

A todos os parceiros desta grande realização o nosso muito obrigado!

PROFA. DRA. TAMARA IWANOW CIANCIARULLO
COORDENADORA DA SÉRIE

Professora Titular e Diretora da Escola de Enfermagem da USP (1992-1995)
Professora Titular da Universidade Federal de Santa Catarina (1997-2002)
Professora Titular do Programa de Mestrado
Acadêmico da Universidade Guarulhos (2003-2009)
Pesquisadora da Universidade de Mogi das Cruzes (2010-)

1

COMUNICAÇÃO E ENFERMAGEM

MAGUIDA COSTA STEFANELLI
EMILIA CAMPOS DE CARVALHO
EVALDA CANÇADO ARANTES

PONTOS A APRENDER

1. Identificar a presença da comunicação em diversos campos da enfermagem.
2. Discutir sobre a importância da comunicação na assistência de enfermagem.
3. Reconhecer a importância do autoconhecimento para o enfermeiro.

PALAVRAS-CHAVE

Comunicação, enfermagem, ser humano, comunicação enfermeiro-paciente, cuidado competente, cuidado humanitário, competência interpessoal, globalização, novos paradigmas, contemporaneidade, conhecimento de si mesmo.

ESTRUTURA DOS TÓPICOS

Comunicação e o ser humano. A comunicação entre enfermeiro e paciente. A globalização e os novos paradigmas. Propostas para estudo. Referências bibliográficas.

COMUNICAÇÃO E O SER HUMANO

A vida humana só pode ser chamada assim porque há uma razão especial para isso. Nós sentimos, pensamos, agimos e refletimos sobre nossas ações. Existe algo nos seres humanos que lhes faculta compartilhar com seus semelhantes a vivência desses processos por meio da comunicação. É esse fenômeno que nos permite afirmar que nós, seres humanos, existimos como tais. A pessoa só se torna pessoa em face de outra[1,2].

A capacidade de o ser humano comunicar-se com outras pessoas é inerente ao seu comportamento. Ela não é limitada pelo tempo. Os seres humanos, por meio da linguagem, comunicam-se sobre o presente, mas a complexidade do uso da linguagem e a capacidade intelectual permitem a inclusão de fatos do passado com projeção para o futuro. A comunicação entre seres humanos não é, portanto, limitada ao aqui e agora[3]. Apesar da importância da comunicação ser preconizada há muitos anos na enfermagem, a competência interpessoal nas interações entre enfermeiro e paciente ainda deixa a desejar[4-7].

Todos nós já estivemos em alguma situação em que nos sentimos isolados, quer por barreira da língua não conhecida, quer pelo ambiente, com pessoas estranhas ou situações totalmente novas. Nessas situações usualmente surge ansiedade, porque nem sequer podemos comunicar nossa angústia e insegurança. Imagine-se então no lugar de quem, por motivo de doença, vive a situação de internação hospitalar, enfrentando o medo do desconhecido e exposto ao linguajar cheio de termos científicos e jargões de médicos, enfermeiros e outros profissionais da equipe de saúde referindo-se a sua pessoa.

A comunicação com aquele que, por um motivo ou outro qualquer, encontra-se em situação de dependência total ou parcial para cuidar de si, paciente ou cliente, seja qual for a qualificação que lhe atribuam, permeia todas as ações dos profissionais de saúde no desempenho de seu papel e, em especial, as do enfermeiro, que é o profissional que mais tempo permanece junto do paciente. Disso decorre a importância de o enfermeiro esforçar-se, ao longo de sua formação, para adquirir a competência em comunicação na sua relação com aquele que é o alvo de sua profissão: o ser humano[8].

Em cada capítulo deste livro você perceberá que a comunicação está presente em todos os momentos da atuação do enfermeiro, porque ela, você leitor, aluno ou enfermeiro, e a relação que se estabelece entre vocês, alicerçada na competência técnico-científica, constituem o fulcro da assistência de enfermagem à pessoa, à família, ao pequeno e ao grande grupo, tanto no âmbito do cuidado como no do gerenciamento da assistência em unidades e serviços da rede organizacional ou, ainda, no da educação para a saúde em serviço hospitalar ou comunitário.

A COMUNICAÇÃO ENTRE ENFERMEIRO E PACIENTE

Na sistematização da assistência de enfermagem, pode-se verificar o valor da comunicação entre enfermeiro e paciente como sustentação do desenvolvimento do processo de enfermagem em todas as suas fases, independentemente das especialidades da área da saúde, permitindo a personalização da assistência e, ao mesmo tempo, o oferecimento do cuidado necessário, competente e humanitário, àquele que merece nossa atenção como ser humano e pessoa que é.

Para alicerçar a importância da comunicação que ocorre entre o enfermeiro e o paciente ou cliente, as teorias de enfermagem que norteiam a utilização do processo de enfermagem, de Florence Nighthingale à contemporaneidade, apresentam em seu conteúdo ênfase, em diferentes graus, nesse aspecto. Algumas definem a Enfermagem como processo interpessoal e apresentam as estratégias de comunicação como o ponto crucial para o relacionamento enfermeiro-paciente. Outras fundamentam o desenvolvimento do processo de enfermagem na interação enfermeiro-paciente, em época e local determinados, assim como há as que definem Enfermagem como interação humana. Outras apresentam o sistema interpessoal como um dos sistemas básicos de sua teoria com destaque para a comunicação, a interação, a percepção, a transação, o crescimento e o desenvolvimento. Algumas enfatizam a importância da comunicação para a compreensão do êmico, ou seja, o vivido pelas pessoas. Há, ainda, as que dão às suas teorias um cunho mais filosófico e humanista. O que há de comum entre elas é a relevância atribuída à comunicação que ocorre entre o enfermeiro e o paciente.

No desempenho das funções pertinentes a seu papel, o enfermeiro vale-se de sua competência em comunicação para efetivar o relacionamento com as pessoas das várias equipes existentes nas instituições de saúde e com os pacientes e suas famílias.

No desenvolvimento do relacionamento entre enfermeiro e paciente, o conhecimento sobre comunicação humana, comunicação terapêutica e a avaliação de seu uso acompanham todas suas fases. Vários trabalhos de autores nacionais enfocam o uso da comunicação terapêutica e do relacionamento em diversas áreas da atuação do enfermeiro, como na psiquiátrica, na geriátrica, no pré-natal, na de emergência, na familiar, na unidade de cuidados intensivos neonatal, na de pacientes com HIV (Aids), com o idoso, com o transplantado medular, em unidade de ambulatório ou de internação e, ainda, na educação para saúde, com grupos de apoio, autoajuda, programas entre tantos outros[9-18].

No desempenho da função de gerenciamento, o enfermeiro vale-se da comunicação o tempo todo, para interagir com pequenos grupos como a equipe de enfermagem, a rede organizacional, entre outras, e no exercício da liderança. Vale-se tanto da comunicação falada como da escrita.

Na função de educador, o enfermeiro utiliza-se da comunicação para desenvolver programas de educação para a saúde para grupos de pacientes e família e de educação continuada em serviço[16-19].

Ao desempenhar a função de técnica, a competência em comunicação tem de ser associada, no mesmo nível de importância, à competência clínica, para que o paciente possa ser privilegiado com cuidado de alta qualidade científica e humanitária, propiciando-lhe o direito de saber o que lhe está sendo feito, o porquê e para quê[15-17].

A GLOBALIZAÇÃO E OS NOVOS PARADIGMAS

A profissão não está isenta dos efeitos da revolução tecnológica ocorrida na última década em todas as áreas do conhecimento. Nesse sentido, as funções desempenhadas pelo enfermeiro também foram, são e serão influenciadas pelos avanços da informática, pela divulgação da produção do conhecimento científico, numa velocidade jamais vista, em tempo real, assustando até os mais interessados estudiosos das diversas áreas, pois não se consegue absorver todo conhecimento gerado, dado o volume e a rapidez com que é disponibilizado.

No campo das ciências da saúde, voltadas para o cuidado do ser humano, temos de criar mecanismos para aproveitar melhor a avalanche de conhecimento que nos é oferecida e desenvolver novos modelos de assistência ou aprimorar os existentes, para facilitar a integração do conhecimento com a prática de modo eficiente, caso contrário correremos o risco da desatualização.

A mercantilização global e outras mudanças do mundo contemporâneo tiveram impacto sobre a comunicação humana. Os tipos de comunicação entre os seres humanos, entre esses e a máquina, a miscigenação de raças que produz linguajares diferentes, além da convivência com diferentes crenças, valores, atitudes, padrões de comportamento e condutas, estão gerando, além da ansiedade, sensação de solidão[20].

Essa situação causa angústia também nos profissionais da área da saúde, nos professores e nos que estão na prática diária da Enfermagem, pois há cada vez mais dificuldades no atendimento às necessidades específicas da clientela que se apresenta, alunos e pacientes, de forma individualizada. Às vezes, não existem condições para identificar as características predominantes, uma vez que a população também é influenciada pela mistura de "tudo", em decorrência da globalização.

O enfermeiro tem de estar capacitado para enfrentar as dificuldades advindas desse processo, que lhe traz uma clientela cheia de incertezas diante das mudanças a que está sujeita no dia a dia. Para amenizar a situação, a competência em comunicação faz-se cada vez mais necessária – somente assim é possível continuar oferecendo cuidado interdisciplinar, personalizado, competente e digno do ser humano[15 17].

A vida muda quando adquirimos a competência no uso desse saber e o inserimos em nosso cotidiano profissional e pessoal. Começamos a prestar mais atenção em algo que nos acompanha ao longo dos anos, em todos os momentos, de felicidade, bem-estar ou tristeza. Algo que se torna tão corriqueiro e tão despercebido – nossa comunicação com os que estão à nossa volta.

Novos paradigmas têm surgido para ajudar o homem a viver e a lidar com os processos de mudança contínua ou permanente e incluem a possibilidade de desempenho e construção em face da incerteza do mundo atual. Esses paradigmas afirmam que a comunicação é um modo de ação com propósitos e efeitos que propiciam a construção de mundos sociais. A comunicação é vista como "*performance*, execução e desempenho relacional" e surge como processo de construção de modos de realidade social e não um mero intercâmbio de mensagens, não sendo, portanto, um modelo linear. Essa visão está em consonância com um vir a ser de forma interdisciplinar, criativo com a integração de saberes[15-17].

No próximo capítulo, são apresentados alguns conceitos teóricos básicos que favorecem o caminhar na trilha do desvelamento do conhecimento sobre comunicação humana, não para serem aceitos tacitamente, mas para que o leitor reflita sobre eles como elementos facilitadores do enfrentamento dos desafios que a contemporaneidade nos impõe.

Propostas para estudo

- É por meio da comunicação que partilhamos sentimentos, crenças, valores e atitudes, que expressamos nosso comportamento e ideias, permitindo ao outro que nos conheça e, num processo recíproco, conhecer o outro. Evidencia-se, assim, a importância do conhecimento de si mesmo para que o enfermeiro possa utilizar sua competência em comunicação a fim de cuidar daquele que necessita de seu conhecimento de forma efetiva. Um bom exercício para o enfermeiro começar a desenvolver o conhecimento de si mesmo é dedicar pelo menos de cinco a dez minutos, ao longo do dia, para pensar como foi o seu viver nesse dia, o que ele pode considerar como efeito positivo ou negativo para sua vida pessoal e profissional, se houve influência de sua bagagem de conhecimento anterior em sua atuação, como foi sua comunicação com as demais pessoas e qual o efeito dela sobre o que aconteceu nesse período. Comece agora. Pergunte-se como melhorar sua comunicação. A Janela de Johari, um modelo gráfico das relações interpessoais e processos de aprendizagem em grupo, criada por Joseph Luft e Harry Ingham[21], pode ajudá-lo na compreensão desse processo. Ela é formada de quatro quadrantes: o "eu aberto", que é conhecido pela pessoa e pelos outros; o "eu cego", desconhecido pela pessoa e conhecido pelos outros; o "eu secreto", conhecido pela pessoa e não conhecido pelos outros; e o "eu desconhecido", que é desconhecido tanto pela pessoa como pelos outros. Segundo esses autores, quanto mais a pessoa se conhece e se deixa conhecer pelos outros mais o "eu aberto" se amplia, mais a pessoa se torna consciente a respeito de quem é, como é e desenvolve, assim, seu processo de amadurecimento, permitindo o desenrolar de uma comunicação fluente e saudável. O ponto mais importante dessa contribuição é a ênfase dada às mudanças na percepção consciente que ocorrem no decorrer da vida da pessoa, ao vivenciar processos interpessoais. Analise, à luz desse referencial, como foi sua comunicação com os demais nesse dia. Discuta com as colegas.

- Tente parar um momento suas atividades e pense em algo que o tenha deixado muito feliz ao longo do dia. Analise o quanto você, com seu modo de ser, contribuiu para que o fato acontecesse. Como poderia ter sido? Faça o mesmo em relação às pessoas que estavam à sua volta.
- Agora, faça o mesmo em relação a algum fato que o deixou triste, sem tentar responsabilizar alguém pelo ocorrido. Ao final, você estará se conhecendo um pouco mais e poderá refletir sobre o que você faz ou deixa de fazer para os eventos acontecerem dessa ou daquela maneira. É um caminhar árduo, mas que nos torna mais hábeis no processo de comunicação humana.

Referências bibliográficas

1. Sullivan HS. The interpersonal theory of psychiatry. Nova York: Norton; 1953.
2. Satir V. Contatos com tato. São Paulo: Gente; 2000.
3. Palmer JM, Yantis PA. Survey of communication disorders. Baltimore: Williams & Wilkins; 1990.
4. Stefanelli MC. Ensino de técnicas de comunicação terapêutica enfermeira-paciente. [Tese.] São Paulo: Escola de Enfermagem da Universidade de São Paulo; 1985.
5. Carvalho EC. Enfermagem e comunicação: a interface. [Tese de Livre-Docência.] Ribeirão Preto: Escola de Enfermagem de Ribeirão Preto da Universidade de São Paulo; 1989.
6. Bridge W, Clark JM. Communication in nursing care. Chichester: John Wiley; 1987.

7. Sundeen SJ, Stuart GW, Rankin EAD, Cohen SA. Nursing-client interaction: implementing the nursing process. 3. ed. Saint Louis: Mosby; 1985.
8. Stefanelli MC. Comunicação com paciente: teoria e ensino. 2. ed. São Paulo: Robe; 1993.
9. Kantorski LP, Pinho LB. Relacionamento terapêutico enfermeiro-família do paciente internado em uma unidade de emergência. Rev Téc-Cient Enferm 2004;2(7):6-11.
10. Waidman MA, Jouclas VM, Stefanelli MC. O caminhar com a teoria de Joyce Travelbee na prática de enfermagem psiquiátrica: desvelando uma experiência. Cogitare Enferm 1998;1(3):7-12.
11. Waidman AP, Koga M, Stefanelli MC. Utilização da comunicação na prática da equipe multiprofissional de uma instituição psiquiátrica. Cogitare Enferm 1997;2(1);82-5.
12. Silva VV. Convivendo com obstáculos e fazendo o que se pode: a comunicação interpessoal na assistência pré-natal. [Tese.] São Paulo: Escola de Enfermagem da Universidade de São Paulo; 1999.
13. Barbosa VL. Vínculo afetivo na UTI neonatal: uma questão de reciprocidade da tríade mãe-prematuro-equipe de enfermagem. [Tese.] São Paulo: Universidade Federal de São Paulo; 1999.
14. Ferraz AF. Análise da comunicação enfermeira-paciente em hospital geral. [Dissertação.] São Paulo: Escola de Enfermagem da Universidade de São Paulo; 1991.
15. Carvalho EC (org.). Comunicação em enfermagem. Ribeirão Preto: Fundação Instituto de Enfermagem de Ribeirão Preto; 1998.
16. Stefanelli MC, Fukuda IMK, Arantes EC. Enfermagem psiquiátrica em suas dimensões assistenciais. Barueri: Manole; 2008.
17. Stefanelli MC, Fukuda IMK, Igue C .Enfermagem especializada em saúde mental e psiquiatria. In: Miguel EC, Gentil V, Gattaz WF. Clínica psiquiátrica. Vol. 2. Barueri: Manole; 2011.
18. Sousa MGG, Cruz EMAT, Stefanelli MC. Educação continuada e enfermeiros de um hospital psiquiátrico. Revista Enfermagem (UERJ) 2007;15:190-6.
19. Stefanelli MC, Moreno RA, Sousa MGG, Oliveira KC, Taveira ACA, Gentil V. Compreendiendo el significado del transtorno bipolar en la familia. In: Libro de ponencia del II Congreso Iberoamericano de Investigación Cualitativa en Salud 20-25 de junio. Madri; 2005. p. 39-40.
20. Schnitman DF, Littlejohn S. Novos paradigmas em mediação. Porto Alegre: Artmed; 1999.
21. Luft J, Ingham H. The Johari Window: a graphic model of awareness in interpersonal relations. Palo Alto: National Press Books; 1963.

2

ABORDAGENS TEÓRICAS DA COMUNICAÇÃO HUMANA E SUA APLICAÇÃO NA ENFERMAGEM

EMILIA CAMPOS DE CARVALHO
MARIA MÁRCIA BACHION

PONTOS A APRENDER

1. Os diferentes contextos da comunicação empregados na enfermagem.
2. Os processos envolvidos na comunicação em enfermagem.
3. As teorias gerais que analisam a comunicação e que dão suporte aos estudos do tema em enfermagem.

PALAVRAS-CHAVE

Teorias de comunicação, contextos, processos básicos.

ESTRUTURA DOS TÓPICOS

A complexidade da comunicação humana. Os contextos da comunicação em enfermagem. Os processos básicos da comunicação. Considerações finais. Propostas para estudo. Referências bibliográficas. Para saber mais.

A COMPLEXIDADE DA COMUNICAÇÃO HUMANA

Existem várias perspectivas para o estudo da comunicação; pode-se dizer que todos os campos de atividade humana envolvem, de alguma forma, tal processo. Assim, é necessário que ele seja abordado de forma multiteórica.

As teorias que tratam dessa área podem ser divididas em dois grandes grupos: as que analisam o processo de forma mais geral e as que aprofundam em um de seus aspectos.

Basicamente são duas as abordagens gerais da comunicação: a sistêmica e o interacionismo simbólico[1]. A primeira postula a comunicação como um sistema aberto, no qual interagem outros subsistemas, afetando-se mutuamente em diferentes níveis; pode-se considerar desde um indivíduo até a sociedade. Na segunda, o foco recai sobre as interpretações dos indivíduos no processo de interação consigo mesmo (intrapessoal) e interpessoal, como fenômeno que se processa na mente e no eu dos interlocutores, levando em conta a influência do processo de socialização.

Quanto às abordagens que privilegiam aspectos específicos, elas podem focalizar os processos básicos (codificação verbal e não verbal, significado e pensamento, mudança e persuasão) ou os contextos da comunicação (interpessoal, pequeno grupo, organizacional e de massa)[1], que serão tratados mais adiante neste capítulo.

TEORIAS GERAIS DE COMUNICAÇÃO

A teoria geral de sistema e a cibernética "são modelos que postulam a natureza inter-relacionada das coisas, orientada para o processo"[1]. A teoria geral de sistema é uma abordagem multidisciplinar do conhecimento, baseada no conceito de sistema[2]. A cibernética estuda a regulação e o controle em sistemas, isto é, centraliza-se na natureza do *feedback*. Assim como a teoria geral de sistema, a cibernética também foi considerada uma área interdisciplinar[3]. Essas teorias são utilizadas para explicar diferentes fenômenos, em diversas disciplinas.

Nesses enfoques a comunicação é considerada um sistema aberto com as seguintes propriedades:

- é um processo complexo, cujos elementos estão concatenados e os comunicadores interagem entre si simultaneamente, não em sequência;
- é um processo interdependente, os comunicadores afetam-se mútua e simultaneamente e apresentam variáveis interdependentes;
- é um processo adaptativo, que envolve *feedback*;
- é um processo padronizado de comportamento, governado por regras. A comunicação deve funcionar continuamente, para sustentar padrões de relacionamento e as regras apoiadas no uso de símbolos;
- é um processo hierarquicamente ordenado que inclui subsistemas;
- é um processo orientado para a cadeia (duplas, entre muitos, individuais, grupos, organizações e sociedade)[1].

Dentre os modelos teóricos sistêmicos no campo da comunicação, a teoria de matriz social da psiquiatria de Ruesch e Bateson[4] é bastante citada em enfermagem, bem como a elaborada por Thayer[5] sobre sistema de comunicação.

Outra forma de conduzir o estudo da comunicação é considerá-la um processo de interação simbólica. Destaca-se a divulgação que vem sendo dada ao interacionismo simbólico na enfermagem. Como ressalta Littlejohn[1], não se trata de uma teoria, mas de uma perspectiva ou orientação teórica, que pode englobar numerosas teorias específicas.

Essa concepção teórica possui um núcleo de premissas comuns sobre comunicação e sociedade. Suas proposições básicas estão resumidas a seguir:

- a mente, o eu e a sociedade não são estruturas distintas, mas processos de interação pessoal e interpessoal;
- a linguagem é o mecanismo primário que culmina na mente e no eu do indivíduo;
- a mente é a internalização de processos sociais do indivíduo;
- os comportamentos são construídos pela pessoa, no decurso de sua ação;

- o comportamento da pessoa é influenciado por sua definição da situação;
- o eu é constituído por definições sociais[1].

Essas premissas são adotadas por diversos autores, respeitando-se as várias tendências dentro do interacionismo simbólico.

A INFLUÊNCIA DAS TEORIAS GERAIS DA COMUNICAÇÃO NOS MODELOS CONCEITUAIS DE ENFERMAGEM

As considerações acerca da comunicação e da enfermagem podem ser contempladas sob diferentes abordagens. Uma delas é a compreensão de como a comunicação é considerada nos modelos de enfermagem.

Modelos podem ser considerados representações abstratas da realidade, e os de enfermagem buscam evidenciar a essência dessa área. Apresentam-se, na maioria das vezes, como um conjunto de conceitos referentes à natureza da prática de enfermagem, ou seja, apresentam uma forma de visualizar as pessoas e suas necessidades, levando em conta as possíveis formas de prestar os cuidados de enfermagem e o papel do profissional na relação com outros profissionais, alunos, pacientes e usuários dos sistemas de assistência de enfermagem.

A terminologia que se emprega para apresentar os conceitos de comunicação é variada e depende dos tipos de concepção utilizados pelo modelo de enfermagem; uns adotam a abordagem sistêmica, outros a desenvolvimentista, outros a interacionista; há ainda os autores que se utilizam tanto de abordagens de um referencial teórico como de outro.

As conceituações de comunicação apresentadas nos três grupos de modelos teóricos de enfermagem têm merecido críticas[6], que apontam suas limitações. Destaca-se dentre as críticas à posição desenvolvimentista o fato de a comunicação ser considerada sob a orientação psicoterapêutica, isto é, realçar a importância da interação como um processo de ressocialização voltada para auxiliar o paciente na luta com a crise de doença e para maximizar a adaptação dele[6].

Modelos desenvolvimentistas, todavia, não estão intrinsecamente ligados a perspectivas terapêuticas, mas têm exercido relevante influência no pensamento sobre a natureza e a função da comunicação em enfermagem. Nesse enfoque, se o enfermeiro é um agente de troca ou terapeuta e a comunicação o meio pelo qual o relacionamento se estabelece, então a competência em comunicação é a função ou a habilidade do prestador de assistência para desenvolver e manter tal relacionamento.

Outra crítica é que a visão sistêmica analisa o homem como organismo, com ações organizadas, padronizadas e estruturadas, para manter um relacionamento funcional com seu meio ambiente. O comportamento da comunicação individual é entendido somente em termos de como ele intercepta e afeta o funcionamento do sistema. Comunicação e comportamento são tratados como sinônimos, comportar equivalendo a comunicar, a existir em relacionamento com o sistema. Essa abordagem não se centraliza na competência interpessoal ou nas habilidades do profissional[6].

A perspectiva interacionista tem sido defendida por vários teóricos, e o processo de trabalho nesse modelo sugere uma interação entre o prestador de assistência e o paciente. Interação é entendida como processo recíproco em que cada pessoa é confrontada com a tarefa de construir ações pessoais, pela interpretação e definição das ações dos outros. Nesse sentido, competência em comunicação depende de mútua troca de papéis, sendo a chave de uma efetiva interação simbólica[6].

Cabe esclarecer que muitos estudiosos da comunicação adotam pressupostos de mais de uma dessas abordagens, por isso nem sempre é possível classificá-los em um desses grupos.

Partilha-se da opinião de que o processo de comunicação caracteriza-se como base ou suporte da prática de enfermagem e deve estar explícito nas considerações teóricas de enfermagem, possibilitando assim tanto seu emprego como o direcionamento de investigações, bem como a contribuição na formação do conhecimento dessa área.

OS CONTEXTOS DA COMUNICAÇÃO EM ENFERMAGEM

Os profissionais de enfermagem, no exercício de sua prática entendida como ensino, assistência e pesquisa, apoderam-se de um conjunto de conceitos e teorias e os aplicam. O mesmo ocorre com o conhecimento oriundo da comunicação. Portanto, para entender como se processa a comunicação na enfermagem, é necessário conhecer tais conceitos ou, como já denominado, as abordagens que tratam dos aspectos específicos, no caso os contextos.

No entender de Rego[7], a comunicação pode ocorrer nas seguintes dimensões:

- comunicação intrapessoal, interpessoal e grupal; tratam de processos e habilidades comunicativas entre pessoas e grupos com a finalidade de ajustamento, integração e desenvolvimento;
- comunicação entre a organização e o sistema social; tem as mesmas finalidades da anterior e engloba a comunicação social ou de massa;
- comunicação vinculada aos sistemas tecnológicos das organizações; fundamenta-se em estudos de teorias de sistema, matemática e física e visa aos aspectos tecnológicos.

Para Ruesch e Bateson[4], existem quatro níveis de comunicação: intrapessoal (dentro da pessoa), interpessoal (um para um), grupo (um para muitos, muitos para um) e cultural (de muitos para muitos). Para esses autores, todas as funções intrapessoais estão subordinadas ao nível interpessoal.

Para Littlejohn[1], os contextos em que as comunicações se processam compreendem: interpessoal, pequeno grupo, organizacional e de massa. O interpessoal envolve duas pessoas interagindo face a face; o de pequeno grupo envolve até 15 pessoas; o organizacional ocorre no âmbito das organizações e é marcado pela hierarquia e pela formalidade; o de massa envolve comunidades, coletividades ou sociedades.

Na área de enfermagem, os contextos sociais já foram abordados especificamente por Porrit[8]. Para essa autora, a comunicação é base para toda interação humana, e a qualidade da interação é afetada pela cadeia (ou contextos sociais como aqui tem sido determinado) em que a comunicação ocorre. No seu entender, tais cadeias compreendem quatro tipos: intrapessoal, interpessoal, de grupo e contexto social. A primeira inclui as características genéticas, experiências culturais, crenças, valores e atitudes, nível de autoestima, características de personalidade, mecanismos de defesa utilizados e vários outros fatores, todos contribuindo para o modo que a pessoa experiencia a si própria e aos outros[8]; a cadeia interpessoal é mais complexa; são dois indivíduos trocando suas experiências internas, os efeitos destas sobre suas reações e do outro[8]; já a cadeia de grupo ocorre quando mais de duas pessoas estão interagindo, emitindo e recebendo mensagens potencialmente divididas igualmente entre os participantes; o contexto social considera que a interação é afetada pela maneira como percebemos a nós mesmos e aos outros, os papéis e as regras envolvidos e pelo ambiente, em um determinado tempo[8].

Os fatores intrapessoais interferem na comunicação interpessoal como também no controle de emissão e recepção da mensagem em grupo. Em cada um desses contextos há diferentes perspectivas para estudar a comunicação.

Observa-se que as divergências entre os autores quanto aos contextos são relacionadas à forma de classificar a comunicação.

Agora será examinado o conjunto das perspectivas propostas por Littlejohn[1], trazendo também alguns exemplos da enfermagem em cada abordagem.

TEORIAS DE COMUNICAÇÃO INTERPESSOAL

As teorias que tratam da comunicação interpessoal buscam compreender a natureza do estabelecimento e da manutenção das relações; os padrões estabelecidos nas relações que são movidas pelas necessidades interpessoais de inclusão, controle e afeição; o processo de percepção interpessoal que se estabelece nas interações e como se dá a apresentação do eu a outros; como os interlocutores se percebem e se compreendem, ou seja, como se dá o complexo processo de percepção social; os graus variados de atração ou rejeição no relacionamento; e, finalmente, o conflito social que pode resultar da comunicação interpessoal ou levar a esta[1].

Pelas suas características, esse contexto tem sido um dos mais estudados na enfermagem, em especial na relação enfermeiro-paciente. Nem sempre os achados desses estudos têm sido considerados positivos. São inúmeros os exemplos de afastamento ou distanciamento de pacientes ou de uso de comportamentos autoritários ou assimétricos; por outro lado, conhecer esses referenciais e aplicá-los na análise da relação enfermeiro-paciente propiciam tanto divulgar como tais comportamentos estão sendo utilizados como também apresentam novas alternativas para melhorar o desempenho comunicacional dos profissionais.

As necessidades interpessoais foram objeto de interesse de autores[9] que buscaram conhecer as situações em que manifestavam tais necessidades por pacientes submetidos a tratamento de transplante de medula óssea. Segundo uma das teorias dessa área[10], todo indivíduo tem necessidades de inclusão, afeição e controle.

Os pacientes estudados tiveram suas necessidades de inclusão mais atendidas na fase de condicionamento, isto é, a fase que antecede o transplante e que o paciente se submete ao tratamento com quimioterápicos. A fase de transplante propriamente dita, aquela em que o paciente está mais dependente dos cuidados da enfermagem, apresentou os menores índices de satisfação dessas necessidades. Por outro lado, tais pacientes tiveram suas necessidades de controle e de afeição mais atendidas pela enfermagem nas fases de preparo para a alta, quando já se preparavam para retornar às suas atividades, mesmo com restrições.

Dentre as teorias humanistas que se dedicam à revelação e compreensão dos indivíduos, durante a comunicação, para que culminem numa compreensão mútua está a que utiliza a conhecida Janela de Johari[11,12], já empregada na enfermagem e mencionada no capítulo introdutório deste livro.

Outro exemplo considera a teoria de atração entre as pessoas[13,14], que aborda os fatores envolvidos na simpatia ou aversão por outras pessoas. A manifestação de atração do comunicador (enfermeiro) pelo destinatário (paciente) depende da imediatidade (proximidade e contato imediato), da dominância (poder) e da receptividade (rapidez para responder, volume de voz e prioridade).

Um estudo sobre tais aspectos evidenciou maiores índices de atração (simpatia) entre pacientes e enfermeiros em situações em que não havia a necessidade imposta de aproximação física para desenvolvimento de tarefa (procedimentos técnicos), isto é, foram mais frequentes naquelas situações em que o profissional dirigia-se ao paciente com a intenção de dialogar com ele[15].

Portanto, o conhecimento do desempenho da comunicação nesse contexto pode ser útil para mudanças e torná-la mais adequada. Considera-se que o conhecimento das dimensões assertividade, responsividade e versatilidade do estilo de comunicação de uma pessoa e da do outro com quem interage, seja necessário para maximizar os objetivos da comunicação[15].

TEORIAS DE COMUNICAÇÃO EM PEQUENOS GRUPOS

As teorias e pesquisas referentes a esse tipo de comunicação são variadas. Destacam-se entre elas a que examina a natureza das ações e as origens do comportamento de grupos; a que trata dos custos e recompensas que motivam a interação em grupos; a que busca explicar o padrão de resposta no grupo; a que afirma que o grupo se desenvolve até o aparecimento da decisão, por meio da interação; a que examina os papéis de tarefa, de construção e de manutenção em grupo; e as que se concentram na natureza das ações interpessoais em grupos.

A comunicação nesse contexto assinala, portanto, os seguintes pressupostos:

- os grupos nascem da necessidade da pessoa de ampliar os recursos com vistas à realização de objetivos pessoais;
- o grupo constitui um sistema social, envolvendo inter-relações dinâmicas;
- o grupo tem grande impacto sobre a vida do indivíduo e, quanto maior for a coesão de um grupo, mais este afeta o indivíduo;
- a coesão cria efeitos positivos e negativos em grupos;
- o grupo, para sobreviver, deve propiciar um nível ótimo de satisfação a seus membros;
- os indivíduos tentam maximizar as recompensas e minimizar os custos no trabalho de grupo;
- o produto final do grupo depende de dois fatores – o trabalho direto na tarefa e as relações interpessoais;
- a interação em grupo envolve a comunicação na tarefa e a comunicação socioemocional;
- no trabalho de grupo, os indivíduos assumem papéis de tarefas e de manutenção;
- a natureza da interação muda com o tempo, à medida que o grupo vai passando por sucessivas fases[1].

No âmbito da enfermagem, alguns trabalhos que se reportam à comunicação em grupo podem ser apontados. Um deles[16], analisando o comportamento verbal em grupo, na atividade de ensino, considera a Segal Interaction Analysis Scale (SIAS), instrumento de análise adequado na identificação das tarefas relacionadas a atingir as metas do grupo (como de suporte, manutenção do tópico, emissão de opinião, experimentação e de sentimentos) e das demais (respostas de não suporte, troca de tópicos, opiniões de outras pessoas, que não o emissor, impedimentos, intelectualização).

Esse sistema permite treinar alunos para o desenvolvimento e a organização de sentimentos, habilidades de ouvir e observar, compreensão de sistemas e respostas efetivas e não efetivas, problemas de relacionamento e pessoais, habilidade de resumir uma sessão de discussão. Considera, portanto, a comunicação grupal, examinada sob esse prisma, como técnica de ensino.

O sistema de categorias de Belack foi utilizado[17] para ordenar discursos em pequenos grupos. Propõe que a linguagem é um meio para estudantes organizarem suas experiências e formularem conhecimentos próprios.

A comunicação em grupo tem sido estimulada pelo uso de diversas estratégias, como a técnica de *role-playing*, cujos conceitos e uso evidenciaram vantagens nesse contexto[18]. Outra estratégia, o jogo, evidenciou serem possíveis a adaptação e as trocas comunicativas entre os membros de um grupo com grande número de participantes[19].

No campo da assistência, também tem merecido destaque a influência no grupo terapêutico da qualidade da comunicação interpessoal de seus membros, em especial do enfermeiro[20]. Tal comunicação interfere na assistência ao paciente e deve ser preocupação de todos os profissionais do grupo, exigindo para seu treino supervisão adequada.

A preocupação de tratar a comunicação com grupos de pacientes e seus familiares motivou estudos de diversos autores. Destacam-se as recomendações[21] sobre a relevância de trabalhar, em grupo, com pacientes terminais e com seus familiares. O profissional, nesses casos, deve objetivar a identificação das necessidades dos pacientes, por meio de estimulação de contatos, de comunicação estreita e sem interrupções e de restrição à existência de fatores que possam bloqueá-la.

No meio médico, uma pesquisa que levou em conta o contexto de pequeno grupo foi desenvolvida[22] utilizando o modelo idealizado por Bales, no estudo da interação paciente-equipe de enfermagem. Ressalta a autora aplicações desse modelo em várias modalidades de assistência: no relacionamento de profissionais e clientes; em visitas domiciliárias no campo da saúde pública; na comunicação não verbal com pacientes graves, pela avaliação de efeitos de contato físico (tato) e interação com idosos institucionalizados.

TEORIAS DE COMUNICAÇÃO NAS ORGANIZAÇÕES HUMANAS

Essas organizações são aqui entendidas como organizações econômicas, de serviços, protetoras, assistenciais e religiosas[23]. São classificadas em coercitivas, quando a coerção é o meio principal de controle sobre participantes dos níveis inferiores como em alguns hospitais mentais ou instituições correcionais; normativas, por exemplo, escolas, entidades religiosas, universidades, hospitais gerais; utilitárias, em que a recompensa é o meio principal de controle sobre os membros dos níveis inferiores, como algumas indústrias ou repartições governamentais[24,25].

As teorias que tratam desse contexto são permeadas pelos seguintes conceitos básicos:

> a comunicação é central, para a estrutura e a função organizacionais; a comunicação em organizações apoia as metas de produtividade da organização e as metas pessoais dos membros; a natureza da comunicação em organizações é altamente influenciada pela estrutura organizacional; a natureza da comunicação em organizações é altamente afetada pelas necessidades e pelos motivos humanos dos seus membros; a autoridade organizacional é uma questão de credibilidade da comunicação; a comunicação é parte essencial da tomada de decisão organizacional; as redes de comunicação surgem durante o processamento de informação[1].

Para a compreensão do processo de comunicação que ocorre no âmbito da enfermagem, no contexto organizacional, é necessário tentar identificar quais os fatores que interferem nesse processo ou o direcionam.

Se for lembrada a classificação das organizações segundo as funções que elas desempenham para a sociedade[24,25], observa-se que a enfermagem pode desenvolver-se em quaisquer delas, embora se instale, predominantemente, nas normativas. Para Etzioni:

> as organizações normativas são entidades onde o poder normativo é a principal fonte de controle sobre a maioria dos participantes dos níveis inferiores, que se engajam em graus muito altos na organização.

O consentimento é permeado pela internalização das diretrizes e normas aceitas como legítimas e delas não se pode discordar. Liderança, rituais, manipulação de símbolos sociais estão entre as técnicas mais importantes de controle empregadas.

Esses aspectos estão presentes na literatura sobre administração aplicada à enfermagem, ao se estudar a comunicação no contexto das organizações. Cada atividade que envolve duas ou mais pessoas em um hospital, ou qualquer outra organização, inclui um elemento de comunicação. A comunicação é a essência do comando[26].

Numa organização, fatos, ideias, sentimentos e restrições devem ser passados de uma pessoa para outra. Há então um fluxo de informações, que é a forma predominante da comunicação, e várias delas se relacionam com políticas, processos, regulamentos e rotinas.

Muitos dos problemas e insatisfações ligados à comunicação parecem gerados a partir das falhas no desenvolvimento e manutenção das políticas de comunicação da organização, que devem determinar onde e quando as comunicações devem revestir os processos informacional, institucional e discursional[26].

A comunicação na organização hospitalar foi considerada[27] de dois tipos: administrativa e com o paciente. A primeira diz respeito ao vasto intercâmbio humano de informações, ideias, ordens e fatos no sentido descendente, ascendente e horizontal no hospital[28-31]. No que se refere à área das comunicações com pacientes, salienta-se que o enfermeiro está constantemente comunicando-se, quer pela maneira como conversa, quer como ouve, pela entonação da voz, pelos gestos e pela expressão facial, pelo silêncio, enfim, por todos seus comportamentos. Esses, por sua vez, refletem a ocorrência da comunicação na empresa. Em outros termos, a falência de comunicações hospitalares, do ponto de vista administrativo, tem suas implicações na assistência prestada ao doente[32].

Outra forma de considerar a comunicação nas organizações hospitalares congrega duas áreas distintas: comunicação e sistema de comunicação[33]. A primeira abrange as comunicações administrativas (descendentes, ascendentes e horizontais) e as comunicações com o paciente. Quanto à segunda área, foram considerados os sistemas de comunicação gráfica, audiovisual e de sinalização visual, auditivo e misto.

Conclui-se que grande parte do êxito de qualquer instituição, isto é, no alcance de seus objetivos, repousa na eficácia dos sistemas de comunicação. Com efeito, a finalidade e a quantidade da assistência prestada ao paciente dependem, em grande parte, da eficiência dos processos de comunicação.

Observam-se ainda na literatura consultada artigos que apresentam a necessidade da comunicação entre instituições visando à continuidade na assistência, por exemplo, de unidade de terapia intensiva de um hospital com a unidade de internação, ou, ainda, entre serviço de atendimento à criança hiperativa e a rede de ensino, ou mesmo do hospital com o domicílio[34-37]. Tais autores evidenciam os possíveis contatos e a rede de informação entre os profissionais das diferentes instituições; propõem que esses sejam efetivamente estratégias de comunicação organizacional e não apenas comunicação isolada entre profissionais.

Embora alguns trabalhos tenham sido mencionados, constata-se que a literatura nesse contexto, em enfermagem, deve ser fundamentada em referenciais teóricos.

TEORIAS DE COMUNICAÇÃO DE MASSA

Atualmente, vive-se num ambiente de comunicação de massa. Numerosos teóricos fornecem modelos gerais de comunicação nesse contexto. Destaca-se o modelo estrutural da comunicação, bastante divulgado, com os componentes: quem, diz o quê, em que canal, para quem e com que efeito.

Outros modelos que representam o processo de comunicação nesse contexto consideram que:

- a comunicação de massa envolve mensagens públicas, provenientes de fontes organizacionais, transmitidas para grandes audiências por meio da mídia;
- a audiência de massa é composta de muitos públicos com distintos padrões de resposta;
- as mensagens de massa são difundidas por uma combinação de mídia e fontes interpessoais;
- as formas de mídia, independentemente de seu conteúdo, afetam a sociedade;
- a comunicação de massa abrange um complexo processo de interação simbólica, envolvendo o uso de formas simbólicas significativas;
- a comunicação de massa relaciona-se em alto grau com outras formas sociais significativas[1].

Em razão desse contexto, observa-se a possibilidade de vulgarizar conhecimentos científicos, buscando modificar comportamentos do público em relação a diversas práticas de saúde.

Vários autores[38-40] enfatizam esse aspecto e tratam do uso do rádio, da televisão, de jornais e de revistas pelo educador em saúde, para transmitir informações. Consideram que comunicação de massa, para o receptor, possui ainda a função de promover aprendizado e, consequentemente, mudanças comportamentais.

O uso dos veículos de comunicação de massa para formação do pessoal em saúde também tem sido objeto de reflexão de alguns estudiosos[41,42]. Eles consideram que, diante da dificuldade de se obter informações em determinadas áreas geográficas, o uso de telecomunicação por satélite torna-se um meio substitutivo. A segunda autora, Henderson[42], salienta que, por intermédio de expansão desse meio, poder-se-á promover educação continuada de pessoal da área de saúde, estabelecer aprimoramento em tratamentos e diagnósticos, por transmissão de imagens, além de estabelecer e facilitar a comunicação a distância entre profissionais.

A comunicação em enfermagem emprega, ou pode adotar, os referenciais teóricos da comunicação humana, aqui citados, para entender como esse processo ocorre e valer-se deles na prática de suas atividades nos diferentes contextos que congrega. Porém, a comunicação em geral e também sua aplicação na enfermagem pode ser vista de outro ponto de vista, isto é, por seus processos básicos.

OS PROCESSOS BÁSICOS DA COMUNICAÇÃO

Segundo o pensamento de Littlejohn[1], são quatro os processos básicos da comunicação: codificação, significado e pensamento, informação e persuasão e mudanças, que caracterizam, portanto, uma outra forma de considerar as teorias de comunicação.

CODIFICAÇÃO

O processo de codificação implica a compreensão de que usamos códigos (ou signos) verbais e não verbais para nos comunicar. Ao longo do crescimento e desenvolvimento, as pessoas aprendem o uso da fala e da linguagem, isto é, um processo de emissão e recepção de mensagens codificadas.

Basicamente, os signos podem ser denominados verbais e não verbais. Inúmeras teorias dão suporte a esse tipo de visualização classificatória dos processos básicos e são empregadas na enfermagem. Destacamos, por exemplo, a análise dos diálogos entre enfermeiros e pacientes durante procedimentos técnicos ou entrevistas[43].

SIGNIFICADO E PENSAMENTO

A compreensão básica desse processo é que os signos têm significados para as pessoas, e o conjunto de signos expressos nas mensagens é produto de pensamento. Em enfermagem, esse processo já foi empregado em análises do significado de conceitos como "planejamento da assistência[44], cuidar, enfermagem, enfermeiro, função e papel, ser portador de Aids, ser portador de cateter", ou mesmo em procedimentos de investigação que validam conceitos como alguns diagnósticos ou taxonomias de enfermagem[45].

INFORMAÇÃO

Segundo esse processo, as mensagens fornecem informações, que podem ser medidas quantitativamente. São considerados três níveis: o teórico, voltado para a correta transmissão da informação; o semântico, que trata dos significados para a fonte e o receptor; o de eficiência, que aborda a informação sobre o receptor.

PERSUASÃO E MUDANÇAS

Esse processo refere-se aos efeitos da comunicação, ou seja, como as mensagens alteram atitudes, ações e valores dos receptores.

Um exemplo do uso desse referencial em enfermagem é o trabalho[46] que empregou um conjunto de mensagens com a intenção de promover a mudança de comportamentos de risco de desenvolver doenças coronárias para novos comportamentos mais saudáveis. Foi utilizado um CD-ROM, respeitando os preceitos de uma teoria de persuasão. A autora obteve resultados satisfatórios.

CONSIDERAÇÕES FINAIS

A comunicação na área da saúde há muito tempo vem merecendo estudos de vários autores. Ela deve ser vista como um corpo de conhecimento que permeia a prática de enfermagem assim como o fazem a biologia, a psicologia, a patologia, dentre outras ciências. Tal conhecimento torna-se imprescindível para o que é fundamental na enfermagem, ou seja, o cuidar. As demais áreas de atuação do enfermeiro (o ensino e a pesquisa) também estão envolvidas pela comunicação.

Estudos na área de comunicação e suas interfaces com a enfermagem são importantes tanto pela própria condição humana de se comunicar como pela busca de conhecimentos que podem favorecer as práticas profissionais. Embora a comunicação seja reconhecida como instrumento básico no âmbito da enfermagem, recomenda-se seu emprego como processo[47].

Reitera-se que, por ser um processo complexo, seu estudo ocorre de forma interdisciplinar e requer abordagens multiteóricas[1,48,49]. Não existe uma teoria global de comunicação que explique suas origens, seu desenvolvimento nos indivíduos ou na sociedade ou mesmo suas funções ou papéis. As inúmeras formas de identificar, compreender e analisar a comunicação têm enriquecido a compreensão desse processo, sobre o qual se desenvolvem as ações da enfermagem.

PROPOSTAS PARA ESTUDO

Considere um dia típico e tente relembrar como foram algumas de suas atividades usuais.

- Com quem você interagiu?
- Quais contextos você avalia terem sido envolvidos nas suas interações ao longo do dia?
- Quais foram os elementos que fizeram parte desses contextos?
- Quais fatores interferiram em seu comportamento inicial?
- Quais formas de comunicação foram empregadas?

Agora que você identificou vários elementos do processo de comunicação, pense um pouco como têm sido seus diálogos com os pacientes.

REFERÊNCIAS BIBLIOGRÁFICAS

1. Littlejohn SW. Fundamentos teóricos da comunicação humana. Rio de Janeiro: Zahar; 1982.
2. Bertalanfly L. General systems theory: foundations, development, applications. Nova York: George Brasiler; 1968.
3. Wiener N. Cybernetics or control and communication in the animal and machine. Nova York: MIT Press; 1961.
4. Ruesch J, Bateson G. Communication: the social matrix of psychiatry. Nova York: WWNortom, 1951.
5. Thayer L. Communication and communication systems. Illinois: Irvin; 1968.
6. Kasch CR. Interpersonal competence and communication in the delivery of nursing care. Advances in Nursing Science 1984;6(2):71-88.
7. Rego FGT. Comunicação e organização: o uso de comunicação sinérgica para obtenção de eficácia em organizações utilitárias. [Tese de docência-livre]. São Paulo: Escola de Comunicação e Artes da Universidade de São Paulo; 1983.
8. Porrit L. Communication: choices for nurse. Edinburg: Churchill Livingstone; 1984.
9. Carvalho EC, Gonçalves PG, Bontempo APM, Soler VM. Interpersonal needs expressed by patients during bone marrow transplantation. Cancer Nursing 2000;23(6):462-7.
10. Schutz W. FIRO: a three-dimensional theory of interpersonal behavior. Nova York: Rinehart; 1958.

11. Fritzen SJ. Janela de Johari. Rio de Janeiro: Vozes; 1992.
12. Oliveira ERA, Bachion MM, Carvalho EC. Aplicação da janela de Johari em uma interação. Rev Latino-Am Enferm 1996;4:113-25.
13. Mehrabian A. Immediacy: an indicator of attitudes in linguistic communication. Journal of Personality 1966;34:2634.
14. Mehrabian A. Silent messages. Belmont: Wadsworth; 1971.
15. Faulconer DR. Nursing management. Todays or Nurse 1983;5(6)46.
16. Segal LS. Verbal behavior and group process. Washington: Health Education; 1977. p. 13-4.
17. Saunders JB. Spoken language and small groups: a student experience in graduate nursing educations. Journal of Advance Nursing 1982;7:529-44.
18. Tonlinson A, Clark JM, Faulkner A. Role-play: learning to relate teaching communication skills (Part 1). Nursing Times 1984;80(38):48-51.
19. Eakes GG. Modification of a simulation game for use in a large group setting. Journal of Nursing Education 1985;24(4)170-1.
20. Pelletier LR. Interpersonal communications task group. Journal Psychosocial Nursing Mental Health Service 1983;21(9).
21. Gluck M. Overcoming stresses in communication with the fatally-III. Chicago: Journal of Nursing Military Medicine; 1977. p. 924-8.
22. Mendes IAC. Interação verbal em situações de enfermagem hospitalar: enfoque humanístico. [Tese de doutorado.] Ribeirão Preto: Escola de Enfermagem de Ribeirão Preto da Universidade de São Paulo; 1986.
23. Strother GB. Problems in the developments of a social science of organization. In: Leavitt HJ. The social science of organizations: four perspectivas. Englewood Cliffs. Nova Jersey: Prentice-Hall; 1963. p. 1-38.
24. Etzioni A. Análise comparativa de organizações complexas: sobre o poder, o engajamento e seus correlatos. Rio de Janeiro: Zahar; 1974.
25. Etzioni A. Modern organizations. Englewood Cliffs. New Jersey: Prentice-Hall; 1964.
26. Ribeiro AB de C. Administração de pessoal nos hospitais. 2. ed. São Paulo: L.T.R./MEC; 1977.
27. Godoy AN, Tibiriça CC, Regeamini JL, Rojas MGL. Comunicação no serviço hospitalar. Rev Bras Enferm 1969;(4-6):151-74.
28. Paim L. A prescrição de enfermagem – unidade valorativa do plano de cuidado. [Dissertação de mestrado]. Rio de Janeiro: Escola de Enfermagem Anna Nery da Universidade Federal do Rio de Janeiro; 1976.
29. Jouclas VMG. Elaboração e avaliação de um instrumento de comunicação que favoreça a assistência de enfermagem no transopera-

tório. [Dissertação de mestrado.] São Paulo: Escola de Enfermagem da Universidade de São Paulo; 1977.

30. Takahashi RT. Ficha obstétrica: instrumento de comunicação entre unidade obstétrica e berçário (estudo comparativo em maternidade do município de São Paulo). [Dissertação de mestrado.] São Paulo: Escola de Enfermagem da Universidade de São Paulo; 1983.
31. Silva RF, Carvalho EC. A comunicação administrativa escrita na enfermagem. Rev Paulista de Enfermagem 1993;12(1):43-8.
32. Bevestone EM. The implications of failure of communication in hospital. World Hospitals 1977;8(3):139-40.
33. Moser IC. Sistema de comunicações num hospital. Revista Paulista de Hospitais 1971;19,(9)31-46.
34. Okolo C, Bartlett SA, Shaw SF. Communication between professionals concerning medication for the hiperative child. Journal Learning Desability 1978;11(10):45-8.
35. Parnell J. Continuity and communication. Nursing Times 1982;78(33):40.
36. Fanslow C, Masset E. Making the right moves in discharge planning (Building staff rapport between instituitions). Am J of Nursing 1979:1441-2.
37. Jones IA. Cause for complacent: two a back of communication. Nursing Times 1984;80(35):51-2.
38. Epstein JB, Magrowski WD, McPhall CWB. The role of radio and TV spot announcements in Public Health Education. Canadian Journal of Public Health 1975;66:396-8.
39. Price HJ Allensworth DD. Utilizing mass media for health messages. Health Education 1979:17-9.
40. Hochbaum G, Kreuter M. Are there any questions? Health Education 1981:31-2.
41. Wardle F. Dateline... UPI... Questa, New Mexico. Children Today 1975;4(4):29.
42. Henderson NE. Communication Canada. Canadian Nurse 1976;72(1):30-3.
43. Carvalho EC. Comportamento verbal e enfermagem. A interação verbal enfermeiro-paciente durante procedimento de punção venosa. [Dissertação de mestrado.] Ribeirão Preto: Escola de Enfermagem de Ribeirão Preto da Universidade de São Paulo; 1979.
44. Rodrigues CC, Carvalho E. Significado de "planejamento da assistência" para alunos de graduação e enfermeiros. Rev Mineira de Enfermagem 1998;2(1):4.
45. Carvalho EC, Rossi LA. Validation of ICNP-Alpha version in Brazil. In: Ratz M, LeMone P. Classification of nursing diagnoses. Glendale: Cinahl; 2002. p. 60-6.

46. Stuchi RAG. A persuasão como estratégia de deslocamento de crenças: de comportamentos de risco para comportamentos preventivos em doenças soronarianas. [Tese de doutorado.] Ribeirão Preto: Escola de Enfermagem de Ribeirão Preto da Universidade de São Paulo; 2004.
47. Carvalho EC. Enfermagem e comunicação: a interface. [Tese de livre-docência.] Ribeirão Preto: Escola de Enfermagem de Ribeirão Preto da Universidade de São Paulo; 1989.
48. Beltrão L. Teoria geral da comunicação. Brasília: Thesaurus; 1982.
49. Stefanelli MC. Comunicação com o paciente: teoria e ensino. São Paulo: Robe; 1993.

Para saber mais

Carvalho EC, Bachion MM, Ferraz AE, Delloiagono AA. A atração interpessoal no cuidado de enfermagem. Ribeirão Preto: Anais do SIBRACEn; 1992. p. 45-58.

3

CONCEITOS TEÓRICOS SOBRE COMUNICAÇÃO

MAGUIDA COSTA STEFANELLI

PONTOS A APRENDER

1. Descrever o conceito de comunicação.
2. Especificar quais são os elementos e as variáveis do processo de comunicação.
3. Discorrer sobre os modos de comunicação.
4. Discutir as concepções teóricas apresentadas com exemplos vivenciados com os pacientes.

PALAVRAS-CHAVE

Conceito, elementos variáveis, funções, ruídos, modos.

ESTRUTURA DOS TÓPICOS

Introdução. Conceito de comunicação. Elementos do processo de comunicação. Variáveis na comunicação. Funções da comunicação. Ruídos na comunicação. Modos de comunicação. Considerações finais. Propostas para estudo. Referências bibliográficas.

INTRODUÇÃO

Há uma gama de teorias da comunicação. Cada uma aborda determinada perspectiva desse processo tão complexo chamado comunicação humana. Concordamos com Littlejohn[1] quando comenta sobre a abordagem multiteórica como elemento facilitador do trabalho multidisciplinar. Esse autor, como visto no Capítulo 2, apresenta várias teorias da comunicação humana e faz uma viagem pelas diversas teorias apresentadas. Ao considerar a complexidade da comunicação, que engloba uma variedade de fenômenos, ele evidencia as características dos principais agrupamentos feitos e dá ênfase à contribuição de cada um para uma abordagem multiteórica, mas deixa ao leitor a escolha de sua opção por uma teoria ou pela associação de algumas delas.

Nos capítulos seguintes, o leitor pode observar a tendência para as teorias interpessoais, sistêmicas e interacionistas. Isso não significa depreciação das outras, mas sim reflete a escolha da autora ao longo de sua vida profissional, em decorrência da oportunidade que teve de trabalhar com ensino, assistência e pesquisa com segurança. Cabe ainda a ressalva de que, quando essas teorias não permitiram abranger as diferentes perspectivas da comunicação humana, importantes para a assistência de enfermagem, conhecimentos de outras teorias foram associados às mencionadas.

CONCEITO DE COMUNICAÇÃO

Pensemos em um momento atual de nossas vidas. Difícil recordar de algo que não esteja associado de alguma forma a outra pessoa, a um ato comunicativo, que não comece a partir de ideias, pensamentos ou sentimentos, ou seja, um estímulo que desencadeia o processo comunicacional.

Para tal processo ter início, há sempre alguém (emissor) com uma curiosidade, necessidade de transmitir ou saber algo ou um conteúdo (mensagem) que precisa ser esclarecido, dito para outra pessoa. O emissor sente-se, então, estimulado a iniciar um contato interpessoal e pensa em como fazê-lo (codificação) e como enviá-lo (canal) a fim de tornar comum o conteúdo de sua informação ou ideia para outra pessoa (receptor). Este, por sua vez, reagirá à mensagem recebida apresentando sua reação (resposta).

Temos de levar em consideração que sempre há alguém emitindo uma mensagem de alguma forma para outra pessoa, que, por sua vez, emite uma resposta, ambos valendo-se de algum meio para isso. A resposta constituirá novo estímulo para a continuação do processo de comunicação e exerce efeito sobre a outra pessoa. Esses são os elementos básicos do processo de interação. Cabe ressaltar que os papéis do emissor e do receptor alternam-se de modo contínuo e circular, o que torna dinâmico o processo de comunicação.

Comunicação é, portanto, um processo de compreender e compartilhar mensagens enviadas e recebidas, e as próprias mensagens e o modo como se dá seu intercâmbio exercem influência no comportamento das pessoas envolvidas em curto, médio ou longo prazo[2]. Essa influência pode ser percebida mesmo quando as pessoas estão em total isolamento, distantes umas das outras ou do ambiente no qual o processo comunicacional ocorreu[1,3-5]. Isso permite afirmar que as pessoas encontram-se constantemente envolvidas por um campo interacional[6]. Esse intercâmbio de mensagens, trocas, percepção e interpretação permite às pessoas formar a imagem delas mesmas, do outro e do mundo à sua volta[7].

É dentro desse campo interacional, em determinado contexto, que as pessoas se percebem, partilham o significado de ideias, pensamentos e propósitos, alterando ou mantendo seus significados num processo de interação com os outros e o ambiente[6,8], o que lhe permite traçar metas e visualizar meios para atingi-las, destacando-se assim a importância da comunicação para sua saúde mental[2,4] e, por que não dizer, sua saúde de forma global. Na Figura 3.1, há uma representação gráfica do processo de comunicação.

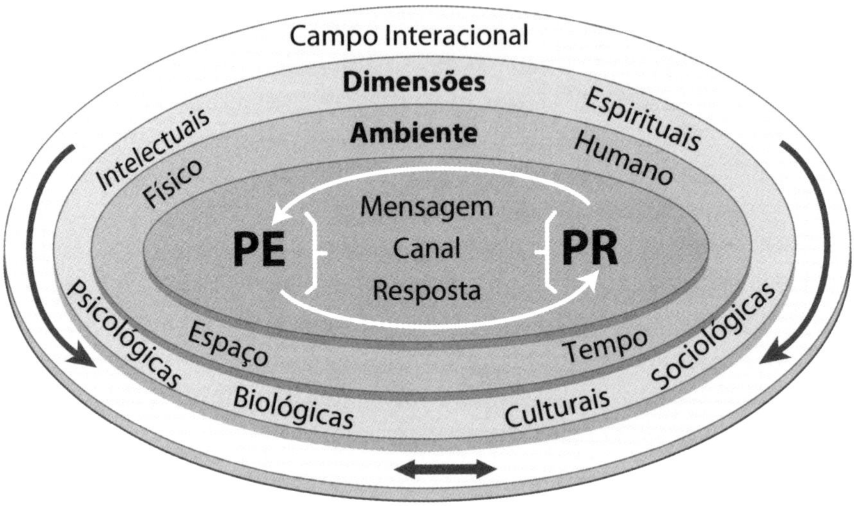

Figura 3.1. Representação do processo de comunicação. Adaptada de Stefanelli[2]. PE: pessoa do emissor – paciente, família, enfermeiro. PR: pessoa do receptor – comunidade, paciente, enfermeiro.

ELEMENTOS DO PROCESSO DE COMUNICAÇÃO

EMISSOR

É a fonte da emissão da mensagem; é quem a codifica, produz e a emite para o outro. Isso abrange não só as palavras faladas, mas também a linguagem corporal e toda a estrutura anatômica envolvida na emissão das palavras, ou o aparelho fonador, como diz Ruesch[5]. As crenças e os valores das pessoas têm influência decisiva nesses passos, da codificação à interpretação da mensagem pelo receptor.

MENSAGEM

É o que é transmitido por meio da linguagem verbal, falada ou escrita, e a não verbal. Consiste em estímulo, verbal ou não verbal, produzido pelo emissor e deve ter ou passar a ter um significado comum para ele e para o receptor. As mensagens são enviadas e recebidas por meio da comunicação verbal e não verbal utilizada pelo emissor com o propósito de partilhar informações. Permeando essas formas, há uma terceira, chamada paraverbal ou paralinguística, que é expressa, por exemplo, pelo tom de voz, pelo ritmo com que são pronunciadas as palavras, pelo choro, pela pausa, entre outros. Alguns autores incluem essa forma na linguagem não verbal[9,10].

Comunicação não verbal

A comunicação não verbal refere-se às mensagens emitidas pela linguagem corporal, como expressões faciais, postura do corpo, gestos, entre outros, ou, ainda, pela presença de rubor, sudorese, tremores, lacrimejamento e palidez. Essa forma, no entanto, precisa ser validada pela verbal[11,12].

Essa forma de comunicação também merece atenção especial, pois não se tem controle consciente sobre ela[4]. A comunicação não verbal e a paraverbal nos informam como a mensagem pode ser compreendida e serão abordadas no capítulo a seguir.

Comunicação verbal

Refere-se às mensagens escritas e faladas que ocorrem na forma de palavras como elementos da linguagem que usamos para nos comunicar. É possível o envio de mensagens na forma não verbal sem utilização da verbal, mas o contrário é impossível. A comunicação verbal, que se dá por meio de palavras, depende da linguagem, que é fortemente influenciada pela cultura. Para exemplificar, pode-se citar a língua usada pelos índios e a nossa, a falada na região Nordeste e a falada no Sul ou Sudeste. A maioria do vocabulário oficial é entendida sem dificuldades, mas, quando se usam o que se convencionou chamar de regionalismos, nem sempre há compreensão adequada.

A linguagem é o recurso que a pessoa adota para expor suas ideias, partilhar experiências com outras pessoas e validar o significado simbólico da percepção de um assunto. Sem a linguagem, a pessoa limitaria sua capacidade de classificar e dar informações de modo a ser compreendida, ou seja, de comunicar-se com o outro[1,7,13]. O conhecimento da comunicação verbal, foco deste estudo, será mais aprofundado à medida que forem apresentados os outros aspectos do processo de comunicação e da comunicação terapêutica, esta apresentada em um capítulo específico.

CANAIS

As mensagens são enviadas por meio de canais. Em geral, na comunicação interpessoal, os canais referem-se aos órgãos dos sentidos, principalmente a visão, a audição e o tato, embora o olfato e o paladar tenham de ser considerados. Em um ato comunicativo, usa-se um ou mais canais associados. A utilização efetiva dos sentidos assegura a percepção acurada da mensagem.

RECEPTOR

É quem recebe a mensagem; é para quem a mensagem é enviada e que emitirá a resposta. Somente depois dessa resposta considera-se que o processo de comunicação realmente ocorreu. Ela envolve a decodificação da mensagem recebida e sua interpretação. Devem-se considerar aqui as mesmas estruturas descritas para o emissor.

PERCEPÇÃO

Abrange processos mentais, por meio dos quais dados emocionais, intelectuais e sensoriais são organizados logicamente ou segundo seu significado[11]. O intercâmbio de mensagens só tem início quando as ações de outro indivíduo são percebidas como respostas à mensagem enviada pelo emissor[5].

A percepção refere-se ao processo de como uma pessoa desenvolve seu conhecimento e pensamento a respeito de outra: suas características, suas manifestações de comportamento, entre outras. Para a pessoa aprender a comunicar-se adequadamente, ela precisa ser capaz de perceber o significado da mensagem em todos os aspectos, se é comum aos envolvidos no processo de comunicação, como e quando as mensagens enviadas afetam as outras pessoas e como seus próprios sentimentos afetam a comunicação que está ocorrendo[9]. É a percepção que dá significado a nossas interações com o outro e é fortemente influenciada por nossos valores, crenças, atitudes e expectativas, bem como por nossa linguagem e experiência[4,5,7,9].

A percepção é seletiva. Diante dos múltiplos estímulos recebidos, a pessoa foca a atenção em um ou em alguns deles e forma-se alguma impressão ou imagem. É esse fenômeno que explica parte do motivo pelo qual diferentes pessoas descrevem o mesmo fato de maneiras diferentes[7].

O enfermeiro tem, portanto, de esforçar-se no desenvolvimento do conhecimento de si mesmo, o que facilitará muito seu domínio na habilidade de percepção dos indícios verbais e não verbais contidos nas mensagens.

RESPOSTA

Ao comunicar-se com uma ou mais pessoas, o ser humano recebe mensagens como reação à que enviou, ou seja, a resposta que indicará se o significado da mensagem foi interpretado da maneira correta, tornou-se comum ou foi entendido. No processo de comunicação entre enfermeiro e paciente, é responsabilidade do primeiro a observação e a percepção acuradas da resposta. Ele deve ter sempre em mente que emite novas mensagens e respostas à reação do outro a todo momento e que esse outro também o observa, percebe e atribui significados, o que evidencia a reciprocidade do processo comunicativo. Se a resposta oferece um apoio ou estimula o comportamento do outro, ela é considerada positiva. Falar em positivo ou negativo não quer dizer que a resposta foi adequada ou inadequada, mas sim que provocou ou não um efeito sobre as pessoas envolvidas no processo de comunicação. Esse efeito pode ser emocional, físico ou cognitivo ou sobre dois ou três desses domínios[9]. É preciso levar em conta que, às vezes, o efeito da comunicação torna-se mais corretivo do que simplesmente um reforço.

No intercâmbio de mensagens que se processa, o enfermeiro tem de conhecer o repertório do paciente, sua bagagem cultural e de vida, ou seja, entre outros elementos, seu vocabulário, seu linguajar, sua escolaridade, sua origem e suas expectativas, para que o significado das ideias veiculadas no processo de comunicação possa tornar-se comum. Com isso, o profissional estará apto a oferecer elementos ao paciente para que consiga reestruturar suas ideias, analisar suas crenças e seus valores, suas atitudes e seu comportamento e engajar-se conscientemente em um processo de mudança rumo a melhores condições de saúde e qualidade de vida.

Pode-se falar que a comunicação é efetiva ou eficiente quando o outro oferece uma resposta ou mudança de forma consciente ao demonstrar compreensão da comunicação ocorrida. Isso ocorre quando se oferecem ao outro os elementos para que ele entenda as vantagens e desvantagens de um procedimento, de tratamento ou do limite colocado a seu comportamento e ele tem a oportunidade de tomar decisões com base em informações adequadas. Para atingir esse estágio, o enfermeiro vale-se de sua competência interpessoal no uso do conhecimento sobre comunicação humana e das estratégias que tornam a comunicação terapêutica. Desse modo, mesmo que o paciente decida por não fazer o tratamento ou submeter-se ao procedimento proposto, a comunicação é considerada bem-sucedida, pois houve esclarecimento sobre o assunto em questão, clarificação e validação da compreensão da comunicação ocorrida[7].

AMBIENTE

O ambiente em que as pessoas interagem tem influência decisiva na qualidade da comunicação entre elas e em seu resultado. O ambiente pode influenciar as condições emocionais, físicas e psicofisiológicas dos envolvidos, interferindo na expressão e percepção das ideias. Ao considerarmos que cada ato comunicativo é único e não passível de repetição, o ambiente no qual ocorre a comunicação com o paciente deve ser o que propicia as melhores condições possíveis dentro de cada realidade vivida, tentando manter a segurança, o conforto e a privacidade do paciente.

As condições climáticas e os meios para atender adequadamente ao que elas exigem em relação ao conforto das pessoas tem de ser considerados. Os ruídos existentes nos locais de assistência à saúde, a presença de pessoas estranhas ou mesmo de outros membros da equipe de saúde, a restrição de espaço físico, a presença e, às vezes, a proximidade dos leitos ou das macas em unidades de pronto-socorro, entre tantos outros aspectos, são alguns dos desafios que muitas vezes os profissionais de saúde enfrentam quando as condições do ambiente não são favoráveis para estimular o paciente a expressar o que sente, pensa e vivencia em relação a seu problema de saúde.

É mister, no entanto, que o enfermeiro utilize-se de sua competência em comunicação para torná-la a mais eficiente possível, ao interagir com aqueles que são o alvo do cuidado de enfermagem, nos diferentes ambientes em que se vê face a face com o paciente, pois cada momento é único e, muitas vezes, decisivo para a tomada de decisão em relação às condutas a serem seguidas.

VARIÁVEIS NA COMUNICAÇÃO

O processo de comunicação pode ser afetado por vários fatores denominados variáveis. Esses podem trazer tanto benefícios como prejuízos para a compreensão das mensagens, podendo surgir fatos que impedem a evolução adequada do processo. As variáveis serão apresentadas de forma resumida, uma vez que, de um modo ou do outro, os próprios elementos que compõem o processo de comunicação constituem também as principais variáveis e também porque, no decorrer deste livro, elas estarão presentes de forma implícita ou explícita. Entre outras variáveis, há o enfermeiro e o paciente, a linguagem usada, o ambiente ou contexto, a disponibilidade de ambos e o senso de oportunidade do profissional[12,13].

O ENFERMEIRO E O PACIENTE

A pessoa que o enfermeiro é e as condições nas quais ele se encontra no momento em que se comunica com o paciente têm importância vital no processo de comunicação. O modo como a comunicação foi definida neste estudo, por si só, explicaria a importância de o enfermeiro fazer uso consciente de sua competência em comunicação, pois tudo o que ele é, diz ou faz, ou seja, seu comportamento, comunica alguma coisa e pode afetar o comportamento do paciente.

Enfermeiro e paciente são seres humanos e, como tais, são únicos, singulares em suas peculiaridades. O enfermeiro precisa estar atento às características do paciente, percebê-las e interpretá-las da forma mais fiel possível, avaliando como elas influenciam o modo de ser do paciente. Ao mesmo tempo, o profissional deve conhecer como é sua singularidade como ser humano e estar consciente de como ela afeta sua competência comunicacional ou interpessoal e, consequentemente, sua comunicação com o outro.

Ambos, paciente e enfermeiro, também estão sujeitos às influências emocionais, físicas, intelectuais, culturais, sociais e, ainda, de suas condições de saúde. Como exemplo, podemos citar raiva, cansaço, dor, nível de instrução e escolaridade, origem étnica, entre outros. A preocupação com o problema de saúde muitas vezes faz com que o paciente fixe sua atenção nele, prejudicando a compreensão de informações importantes para seu tratamento e sua recuperação. Nem sempre essas situações têm a ver diretamente com o processo comunicacional em si, mas influenciam-no e podem tornar inefetiva a experiência vivenciada. A cultura tem um papel importante no modo de ser das pessoas, e o modo como cada uma se comunica com a outra traz, em sua essência, a influência de suas crenças e seus valores. O enfermeiro deve ter consciência desse fato e levar em consideração não só suas características culturais, mas também as do paciente.

LINGUAJAR

Enfermeiro e paciente devem ter um linguajar com significação comum para que a mensagem seja apreendida e compreendida por ambos. Cabe ao enfermeiro a responsabilidade de conhecer o repertório do paciente, para que seja capaz de utilizar um linguajar com vocabulário adequado às suas condições de compreensão. É necessário levar em conta sua origem, escolaridade, experiências com saúde, doenças e tratamentos e sua cultura, com os regionalismos, as crenças e os valores existentes[2,13].

O enfermeiro deve usar um vocabulário que possa ser compreendido pelo paciente e valer-se do máximo de clareza possível ao empregar as palavras, o tom e a inflexão da voz na organização das ideias expressas. Por fim, ambos precisam ter capacidade para ouvir. Mensagens altamente significativas podem, se não forem adequadamente organizadas e emitidas, perder seu valor.

Quando o paciente usar termos não compreensíveis, o enfermeiro deve solicitar a ele que lhe explique, e não supor a compreensão da mensagem sem validá-la.

AMBIENTE

O ambiente é um dos componentes do processo de comunicação, mas também é uma variável que tem forte influência sobre o êxito ou não do processo de comunicação. A comunicação é influenciada pelo ambiente em que as pessoas se comunicam, podendo estimular ou inibir a interação entre os envolvidos. O ambiente engloba não só o espaço físico utilizado pelas pessoas, como também as pessoas que interagem, sua cultura, o mobiliário, a iluminação, o arejamento, a temperatura, os ruídos e as condições de tempo e espaço.

Quando interrogamos o paciente em local onde há proximidade com outras pessoas, a resposta que obtemos, em geral, é bem diferente da que receberíamos em um local acolhedor e que permitisse respeitar a privacidade do paciente.

A cultura do paciente também é relevante quando pensamos no contexto em que o processo de comunicação ocorre, tanto no âmbito da comunicação não verbal como no da verbal[5]. Um exemplo que explica essa afirmação é a postura das pessoas durante o desenvolvimento da comunicação entre elas. Entre alguns povos, tem-se como hábito permanecer de cócoras quando as pessoas conversam umas com outras, o que pode dificultar a comunicação entre elas. Entre outros, quando existe situação de hierarquia, a pessoa que está num plano hierárquico inferior, em geral permanece cabisbaixa, não olhando para o do plano superior, dificultando a percepção da mensagem.

A disposição das pessoas no contexto deve permitir que permaneçam num mesmo plano, acomodados de forma que possam manter contato visual, com proximidade suficiente, considerando a distância interpessoal, que será abordada no capítulo sobre comunicação não verbal. Quando o ambiente é familiar ao paciente, o processo de comunicação é facilitado, pois afasta o medo de situações desconhecidas e facilita o surgimento do sentimento de segurança e confiança em relação ao profissional.

DISPONIBILIDADE

A disponibilidade das pessoas envolvidas no processo de comunicação é algo que necessita ser considerado atentamente, pois dela depende boa parte do êxito desse processo. O enfermeiro deve estar atento ao introduzir-se como elemento de ajuda ao paciente. Ele deve analisar muito bem a estruturação de suas atividades diárias e perceber os momentos mais propícios para o atendimento ao paciente e à família, a fim de que possa lhes dedicar atenção centrada em suas necessidades e seus problemas, reduzindo ao máximo as interrupções ou outras interferências que possam prejudicar a expressão e compreensão do que está sendo tratado com o paciente[2].

O enfermeiro deve colocar-se à disposição do paciente e explicar-lhe o que poderá fazer para ser atendido quando precisar de alguma coisa. Se não puder atender o paciente no momento em que é procurado, ele deverá esclarecer que não pode lhe dar atenção naquele momento e, se for algo urgente, providenciar para que ele seja atendido por outro profissional. Se ele insistir, o enfermeiro deve informá-lo quando poderá atendê-lo. Agir assim, num clima de respeito mútuo, é mais benéfico para o paciente, que aprende a respeitar limites e a sentir que seu valor como pessoa é levado em consideração[2].

Se o enfermeiro disser que está à disposição, mas mostrar-se atento a outras coisas, isso fará com que o paciente sinta-se inferiorizado, rejeitado, além de despertar outros sentimentos. Como exemplos de algumas das manifestações de desatenção do enfermeiro para com o paciente, pode-se citar olhar para o relógio a todo momento, demonstrações de inquietação, a mão pousada na maçaneta da porta. Tudo isso pode transmitir ao paciente que ele não merece atenção ou que perturba o trabalho do enfermeiro, o que faz com que sua autoestima tenda a diminuir[2,12].

O contrário também ocorre. O enfermeiro pode sentir-se rejeitado porque o paciente quase nunca o atende quando é procurado. Esse fato pode ocorrer porque a prioridade do paciente é outra naquele momento. Ele pode estar preocupado com o horário da visita médica, com o familiar que ficou de vir em um horário especial ou com outras atividades planejadas. O enfermeiro precisa aprender a trabalhar em equipe interdisciplinar e estabelecer com os demais membros um quadro de atendimento ao paciente que permita a realização de todas as atividades dentro de um clima de respeito mútuo. Ele deve, ainda, ter bom senso e fazer o acerto entre seu tempo disponível e o do paciente.

SENSO DE OPORTUNIDADE

Alguns enfermeiros, quando prestam informações ao paciente sobre rotinas, procedimentos, preparo para cirurgia ou tratamentos, não têm senso de oportunidade, isto é, falta-lhes perceber se o paciente está pronto para receber informações e orientações.

De nada ajuda o enfermeiro orientar o paciente sobre o procedimento cirúrgico a que será submetido se a preocupação dele estiver centrada em outros aspectos de seu ser pessoa[2,13]. Por exemplo, certa vez, um paciente preocupado com o sustento de sua família porque não tivera tempo de assinar a autorização para sua esposa receber seu salário, fugiu do hospital no dia da cirurgia, horas antes de sua realização, mesmo após receber orientação de todos os profissionais envolvidos em sua assistência. Depois de aproximadamente oito horas, ele retornou ao hospital dizendo:

> *Pronto, agora podem me operar. Já resolvi tudo. Ainda estou em jejum. Cansei de falar para o médico, enfermeiro e para todos que tinha um problema para resolver.*

Nesse exemplo, fica evidente que nenhum dos profissionais foi sensível ao pedido do paciente: interpretaram seu comportamento como medo da cirurgia. Não foram capazes de verificar se ele tinha disposição para ouvi-los. Se tivessem tido a sensibilidade de perceber que o momento não era oportuno para orientações, o paciente não teria ficado no hospital por mais tempo aguardando nova data para cirurgia, retardando sua recuperação.

FUNÇÕES DA COMUNICAÇÃO

As funções da comunicação em geral são apresentadas como investigação, transmissão de ideias, persuasão e entretenimento, conhecimento de si mesmo e do outro, estabelecimento de relacionamento significativo, mudança de atitude e de comportamento, satisfação das necessidades de inclusão, controle e afeição[2,9,10,12,13].

Analisando essas funções, com base em nossa experiência e na literatura, elas podem assim ser agrupadas: investigação, informação, conhecimento de si mesmo e do outro, estabelecimento de relacionamento significativo e mudança de atitude e de comportamento.

A investigação consiste na obtenção de dados sobre o paciente e sua família a respeito da doença e dos fatores envolvidos. A informação envolve o envio de mensagens novas ao receptor, de acordo com sua necessidade ou a do emissor, dependendo de cada situação. O conhecimento de si mesmo é essencial para o cuidado de enfermagem, que exige interação a todo momento com o paciente e, nesse processo, quanto mais o enfermeiro conhece a si mesmo, mais eficiente será na comunicação com o outro e capaz de minimizar ou evitar a influência de suas crenças e seus valores sobre o comportamento do paciente[12,13].

Estabelecer relacionamento significativo com o paciente é uma das principais funções da comunicação na assistência de enfermagem. É por meio desse relacionamento que o enfermeiro acolhe o paciente, colhe dados fidedignos sobre ele, sua doença, suas necessidades, seus sentimentos e pensamentos, e oferece elementos para que ele desenvolva sua capacidade de autocuidado e para a satisfação de suas necessidades em algum grau, bem como seu potencial para a participação no tratamento, em sua recuperação e reintegração à família e à comunidade.

Vivenciar essa função do relacionamento permite ao enfermeiro satisfazer as necessidades de inclusão e afeição do paciente, enfim, a necessidade de que ele seja tratado como pessoa. Se a comunicação permite-lhe a satisfação das necessidades afetadas, ela terá condições de manter relacionamento interpessoal adequado não só com o profissional, mas também com os outros ao redor.

Em relação a essa função, é preciso levar em conta algumas diferenças entre o relacionamento social, o de ajuda e o com finalidade terapêutica. A relação social em geral ocorre para satisfação mútua, e nenhuma das pessoas assume um compromisso como resultado da comunicação ocorrida. Na relação de ajuda, uma pessoa assume a responsabilidade em relação à outra para oferecer apoio, ajudar a resolver alguma situação, entre outras, mas não exige formação profissional para seu desenvolvimento. Na relação terapêutica, o profissional assume a responsabilidade pela relação e a comunicação tem de ser planejada e com objetivos definidos para ser útil para uma pessoa ou um grupo.

RUÍDOS NA COMUNICAÇÃO

Ruído refere-se à energia presente durante o processo de comunicação que não guarda relação com os interesses de uma ou mais pessoas envolvidas na interação. Ele pode ser prejudicial ao envio ou à compreensão da mensagem e à resposta[2]. O ruído se interpõe ao canal de comunicação, podendo alterar a estrutura da mensagem. A interferência ocorre no processo de comunicação como um todo, em qualquer uma de suas etapas.

O ruído interfere em nossa habilidade de enviar ou receber mensagens e na percepção delas. Comumente, o ruído é associado a sons, desconforto físico e psicológico dos interlocutores ou, ainda, ao próprio ambiente ou repertório das pessoas envolvidas. Citamos como exemplos de ruídos gritos de outras pessoas, sirenes, rumores, mal-estar físico, alguma discussão próxima ao ambiente no qual o processo de comunicação ocorre.

O ruído leva o destinatário a perceber a mensagem de forma distorcida e a produzir uma resposta inesperada. Ao avaliar a reação das pessoas a nossas mensagens, temos de estar atentos ao efeito dos possíveis ruídos. Dependendo da intensidade, eles se apresentam até como desafio à comunicação.

MODOS DE COMUNICAÇÃO

Nossa relação com o outro ocorre de diversos modos, provocando sensações e reações agradáveis e desejáveis ou desagradáveis e de mal-estar. Dentre as primeiras, temos a confirmação e a negação. Entre as segundas, a desconfirmação e a dupla mensagem, que são consideradas patológicas, mas são observadas comumente nos processos comunicacionais nos relacionamentos profissional, familiar, social e outros.

Esses modos foram descritos pela teoria da pragmática da comunicação humana. Embora sejam mais explorados com relação à comunicação na família, sabe-se que eles ocorrem nos mais diversos contextos da comunicação humana. Para compreender melhor esses conceitos, é necessário esclarecer que a comunicação envolve um aspecto de conteúdo e outro de relação, que implicam sua percepção e interpretação[12,14,15].

CONFIRMAÇÃO

Quando recebemos uma mensagem, aceitamos seu conteúdo e transmitimos essa aceitação para o outro, estamos confirmando o que foi expresso. Isso reforça a autoestima e a identidade da pessoa e oferece o desenvolvimento do sentimento de segurança e satisfação. Em outras palavras, quem enviou a mensagem sente-se aceito como pessoa que tem direito de expressar o que sente e o faz dentro de um clima de respeito mútuo e confiança. A pessoa sente-se estimulada e reconhecida.

> Paciente na UTI: *Seu jeito de fazer meu curativo me deixa mais tranquilo aqui.*
> Enfermeiro: *Que bom. Já percebi que você fica me observando trabalhar com fisionomia de aprovação.*

> Mãe em berçário de prematuro: *Eu gosto quando você está aqui.*
> Enfermeiro: *Eu sinto que você gosta de mim e isso me deixa muito contente.*

Em ambos os exemplos, observamos que o paciente nota o que o enfermeiro faz e diz o tempo todo, o que enfatiza a importância da coerência entre a comunicação verbal e a não verbal. No primeiro exemplo, houve a utilização da confirmação e, no segundo, percebe-se seu uso quando o enfermeiro reforça os sentimentos da mãe.

NEGAÇÃO

No exemplo a seguir, evidencia-se a negação, na qual a relação é aceita, mas não o conteúdo[14].

> Paciente: *É bom quando você me orienta sobre meu tratamento. Consigo acompanhar.*
> Enfermeiro: *Sinto que o senhor gosta, mas às vezes não o percebo bem assim.*
> Paciente: *É que às vezes...* (continua explicando o que ocorre).

Outro exemplo: filho adolescente conversando com o pai.

> Filho: *Pai, gosto quando o senhor vem e conversa comigo sobre os problemas de nossa família.*
> Pai: *É, eu percebo que você gosta quando sento com você, mas alguma coisa parece incomodá-lo quando conversamos. Poderíamos conversar sobre isso?*

Esse modo de comunicação leva a pessoa a refletir sobre seu comportamento, indagar o que está ocorrendo realmente, analisar seus pensamentos e sentimentos e efetuar mudanças em seu comportamento. Como o aspecto de relação foi mantido, ele sente que é aceito como pessoa, com direito a ter seus próprios sentimentos e pensamentos.

DESCONFIRMAÇÃO

Na desconfirmação, é negado ao paciente o direito de existir como pessoa e seus sentimentos e ideias não são levados em consideração. Tanto o aspecto de conteúdo como o de relação não são aceitos pelo outro. Alguns autores relacionam esse modo de comunicação com despersonalização ou exclusão; é como se fosse negado ao paciente o direito de ser uma pessoa que tem seu próprio modo de agir, pensar e sentir[12,14].

> Paciente: *Achei bárbaro o que a senhora fez para aquele paciente. A senhora o defendeu muito bem.*
> Enfermeira: *Se isso fosse verdade, você não teria gargalhado e não faria os comentários sem sentido que fez.*

A enfermeira não só desconfirmou o conteúdo e a relação da comunicação com o paciente, mas também lhe negou o direito de existir como pessoa, levando-o a se comportar da maneira como os outros querem, não lhe permitindo a oportunidade de efetuar correções em sua comunicação. O paciente desenvolve, assim, a tendência a ser passivo nas diferentes situações de vida, quando a desconfirmação é frequente.

Tendo em mente que a comunicação é um processo circular e recíproco, esses modos de comunicação podem surgir tanto por parte do profissional como do paciente, o que requer atenção constante do primeiro para evitar desgaste no processo de intercâmbio de mensagens, sua interpretação e a elaboração da resposta, ou seja, o efeito da mensagem. O ideal é que o profissional use somente a confirmação e a negação (i. e, sim e não), eliminando a utilização da desconfirmação[2,7].

Com o uso desses modos, criam-se as condições ideais para a relação terapêutica, pois o outro – o paciente – sente-se aceito como pessoa que tem o direito de sentir, pensar, agir e expressar livremente o que vivencia[2,15,16].

DUPLA MENSAGEM

Quando a mensagem apresenta incongruência entre a comunicação verbal e a não verbal, quem a recebe não sabe como responder, pois trata-se de dupla mensagem. O receptor não consegue assimilar o significado da mensagem, porque o verbal contradiz a informação não verbal e vice-versa. A mensagem contém conteúdos contraditórios e que transmitem ambiguidade para o outro, que, por sua vez, não consegue perceber e interpretar o que realmente o interlocutor quer dizer. Essa duplicidade de ideias gera ansiedade no paciente, levando-o à insegurança e dificultando qualquer reação ou tomada de decisão. Quando esse modo é uma constante na relação familiar, profissional e social, pode chegar a ser um desafio à comunicação[2,13,17,18]. O exemplo a seguir ilustra esse fato.

> Uma paciente internada em uma unidade dermatológica recebia visitas frequentes de seus familiares; estes diziam estar muito saudosos e sentir bastante a falta dela, mas evitavam tocar sua mão quando ela a estendia para cumprimentá-los. Eles permaneciam sentados, por pouco tempo, a uma distância de aproximadamente um metro da cama. Não tocavam nela, nem em seus pertences e demonstravam, pela expressão facial, que não se sentiam bem quando precisavam se aproximar da paciente ou pegar algum objeto que ela lhes entregava. Essa dupla mensagem percebida por ela também foi manifestada por algumas pessoas da equipe que a assistia, o que contribuiu para que ela ficasse cada vez mais deprimida e recusasse seu tratamento.
>
> A desconfirmação e a dupla mensagem devem ser banidas do repertório do enfermeiro[2], pois são consideradas modos patológicos[14] e acarretam sofrimento e prejuízo ao paciente ou aos outros sujeitos do processo comunicacional com o profissional[2].

CONSIDERAÇÕES FINAIS

Não se pode esquecer a importância da cultura na compreensão do significado da comunicação verbal e não verbal. Pessoas oriundas de várias regiões geográficas de um mesmo país ou de outros países podem interpretar as manifestações de comportamento do enfermeiro de formas diferente. Ele pode ser aceito naturalmente por algumas pessoas e por outras não. O significado de algumas palavras, alguns gestos ou movimentos não é o mesmo para todas as pessoas[18,19].

O conhecimento sobre comunicação apresentado neste capítulo é uma pequena fração do existente sobre o assunto, mas de importância fundamental para o estudante de enfermagem e enfermeiro começarem a análise de sua comunicação com as demais pessoas que circulam no seu ambiente e espaço interpessoal e, consequentemente, conhecer a si mesmo.

A leitura dos conceitos é exaustiva, mas necessária para compreender a complexidade do processo de comunicação e sua utilização na assistência de enfermagem. Propicia-se ao enfermeiro um caminhar mais gratificante e seguro na aquisição da competência em comunicação para utilizá-la no desempenho de suas funções rumo à qualidade da assistência de enfermagem.

PROPOSTAS PARA ESTUDO

- Faça uma lista dos conceitos descritos neste capítulo.
- Como você percebe cada um dos conceitos descritos neste capítulo em seu dia a dia, em seu relacionamento familiar, social e como estudante de enfermagem com colegas, professores e com funcionários e com os profissionais da equipe de saúde com os quais interage?
- Monte um grupo e discuta o que cada um encontrou na reflexão sobre o relacionamento como estudante de enfermagem.
- Agora cada um pode fazer novamente a reflexão sobre tudo o que foi lembrado, discutido, sobre os pensamentos e sentimentos que emergiram e tentem responder a vocês mesmos: é possível separar o ser pessoa (aquela que che-

gou à faculdade) do ser agora estudante da área da saúde (ou profissional)? Talvez essa pergunta seja prematura para você neste momento, mas vale a pena tentar.

Referências bibliográficas

1. Littlejohn SW. Fundamentos teóricos da comunicação humana. Rio de Janeiro: Guanabara; 1988.
2. Stefanelli MC. Comunicação com o paciente: teoria e ensino. 3. ed. São Paulo: Robe; 1993.
3. Stefanelli MC. Ensino de técnicas de comunicação terapêutica enfermeira-paciente. [Tese.] São Paulo: Escola de Enfermagem da Universidade de São Paulo; 1985.
4. Ruesch J. The therapeutic process from de point of view of communication theory. Nova York: Amer J Uthopy; 1952.
5. Ruesch J, Bateson G. Comunicación: la matriz social de la psiquiatría. Buenos Aires: Paidós; 1965.
6. Sullivan HS. The interpersonal theory of psychiatry. Nova York: Norton; 1953.
7. Edwards BJ, Brilhart JK. Communication in nursing practice. Saint Louis: Mosby; 1981.
8. Mead GM. Self, mind and society. Chicago: University of Chicago Press; 1972.
9. Gamble TL, Gamble M. Communication works. 2. ed. Nova York: Random House; 1987.
10. Arnold E, Boggs K. Interpersonal relationship: professional communication skills for nurses. 4. ed. Philadelphia: Saunders; 2003.
11. Beck CK, Rawlins RP, Williams SR. Mental health – psychiatric nursing: a holistic life – cycle approach. 2. ed. Saint Louis: Mosby; 1988.
12. Stefanelli MC. Comunicação enfermeira-paciente: teoria, ensino e pesquisa. [Tese de livre-docência.] São Paulo: Escola de Enfermagem da Universidade de São Paulo; 1990.
13. Sundeen SJ, Stuarte GW, Rankin EA, Cohen AS. Nurse-client interaction: implementing the nursing process. 6. ed. Saint Louis: Mosby; 1998.
14. Watzlawick P, Beavin J, Jackson D. Pragmática da comunicação humana. São Paulo: Cultrix; 2000.
15. Kaufman A. Teoria da comunicação. In: Louzã Neto MR, Motta T, Wang Y-P, Elkis H (orgs.). Psiquiatria básica. Porto Alegre: Artes Médicas; 1995.
16. Ferreira-Santos E, Kaufman A. A influência da comunicação patológica durante a fase do reconhecimento do eu e do tu da matriz da identidade, na gênese das psicoses. Rev FEBRAP 1982;1:57-61.

17. Stuart GW, Laraia MT. Enfermagem psiquiátrica: princípios e prática. 6. ed. Porto Alegre: Artmed; 2001.

18. Varcarolis EM. The clinical interview and communication skills. In: Varcarolis EM, Carson VB, Shoemaker NC. Foundations of psychiatric mental health nursing: a clinical approach. 5. ed. Saint Louis: Saunders Elsevier; 2006.

19. Stefanelli MC, Fukuda IMK, Arantes EC. Comunicação em enfermagem. In: Stefanelli MC, Fukuda IMK, Arantes EC. Enfermagem psiquiátrica em suas dimensões assistenciais. Barueri: Manole; 2008.

4

O APRENDIZADO DA LINGUAGEM NÃO VERBAL E O CUIDAR

Maria Júlia Paes da Silva

Pontos a aprender

1. Refletir sobre os modos de o indivíduo se relacionar com o mundo.
2. Explicitar as fontes dos códigos não verbais e seus tipos e funções.
3. Conhecer os fatores que interferem na percepção dos sinais não verbais.
4. Identificar os comportamentos que encorajam a interação do profissional de saúde com os pacientes.

Palavras-chave

Comunicação não verbal, cinésica, proxêmica, paraverbal, tacêsica, paralinguagem, cuidar.

Estrutura dos tópicos

Pensando a comunicação humana. Modos de relacionar-se com o mundo. O profissional de saúde e a comunicação não verbal. Voluntário *vs.* involuntário – consciente *vs.* inconsciente. Funções da comunicação não verbal. Interferência na percepção dos sinais não verbais. O reencontro consigo mesmo. A enfermagem como arte. Propostas para estudo. Referências bibliográficas.

PENSANDO A COMUNICAÇÃO HUMANA

Tente "pensar" o mundo sem usar as palavras. É possível? Percebe-se que não. Essa conclusão leva-nos a entender que a finalidade primeira da comunicação humana é entendermos o mundo, pois o pensamento só é possível por meio da manipulação de códigos que tenham um significado para nós[1]. Na primeira fase da vida, a criança emite grunhidos para comunicar suas necessidades; mais tarde, percebe que determinadas palavras estão associadas à satisfação de suas necessidades. É por meio desse processo que a criança aprende a palavra "água", por exemplo, associando a palavra a sua manifestação de sede e obtendo mais rapidamente a água do que quando ela falava apenas "ah, ah...". Por meio da relação necessidade-satisfação, a criança passa a compreender o funcionamento do mundo (segunda finalidade da comunicação).

Para comunicar seus desejos, a criança aprende a usar códigos comuns a sua espécie e, a partir dessas trocas com os pais, familiares e pessoas com as quais tem contato, ela aprende que pode construir uma nova realidade (brincar), transformando a si mesma, o outro e o mundo (terceira finalidade da comunicação humana)[1].

Se a criança em sua primeira fase emite apenas grunhidos, como a mãe percebe que ela sente sede? Por suas expressões. Pelo seu comportamento não verbal. A comunicação verbal é precedida pela não verbal.

MODOS DE RELACIONAR-SE COM O MUNDO

Admite-se que o ser humano possui, simultaneamente, duas dimensões, ou modos de comunicação, para expressar suas necessidades ao mundo[2-4]:

- a linguagem verbal ou psicolinguística – nesse modo de comunicação, o ser humano apropria-se da palavra, com a finalidade de expressar suas necessidades ao mundo que o rodeia;
- a linguagem não verbal ou psicobiológica – esse modo de comunicação envolve o corpo com suas qualidades fisiológicas, físicas e gestuais. Incluem-se nessa dimensão os artefa-

tos utilizados pelo ser humano e os colocados no ambiente, e a distância mantida entre as pessoas e as posturas corporais que os indivíduos ocupam em determinado local. Para exemplificar, a pessoa pode estar: "de frente para alguém", "de costas", "de lado".

Os códigos não verbais originam-se de três fontes. A primeira compreende os programas neurológicos herdados. Na década de 1970, realizou-se uma pesquisa sobre o desenvolvimento de crianças nascidas cegas. Constatou-se que, embora elas nunca tivessem observado as expressões do rosto de um ser humano, expressavam as emoções básicas da mesma maneira. Quando felizes, sorriam, os olhos brilhavam. Em situações de surpresa, as crianças abriam mais os olhos, arregalavam as sobrancelhas e, dependendo do grau de surpresa, abriam a boca. Quando tristes, choravam. Quando envergonhadas, desviavam o olhar e, embora não enxergassem, abaixavam a cabeça e ruborizavam. Logo, concluiu-se que faz parte do desenvolvimento neurológico a expressão das emoções por intermédio do corpo.

A segunda fonte são as experiências comuns aos seres humanos, como os relacionados à satisfação de suas necessidades básicas: bocejar, o ruído que o estômago emite quando estamos com fome, o aumento da frequência com que molhamos os lábios quando estamos com sede[4].

A cultura, a classe social e as experiências familiares são a terceira fonte de códigos não verbais. As características culturais e sociais provocam variações na intensidade e na expressão dos sentimentos de uma coletividade. Ilustrando essa influência, temos o caso dos povos latinos, mais especificamente dos italianos, que, durante a comunicação, realizam gestos amplos e falam com um tom de voz mais alto, diferentemente dos membros de outras sociedades, como a germânica ou nipônica, cuja comunicação é pautada pela contenção de gestos e palavras[1,4,5].

Incluem-se na terceira fonte da comunicação não verbal os artefatos que as pessoas utilizam ou colocam no ambiente. A partir da postura de uma pessoa, é possível identificá-la como pertencente a uma determinada classe social. Os códigos desenvolvidos pelas famílias permitem a comunicação por meio de gestos. Um olhar pode estar dizendo: "Cale-se"; "Fique quieto";"Mude de assunto"[3,5].

O PROFISSIONAL DE SAÚDE E A COMUNICAÇÃO NÃO VERBAL

Quando o profissional de saúde atende um paciente, deve estar atento aos diferentes tipos de comunicação não verbal[4]:

- cinésica – também conhecida como a linguagem do corpo;
- proxêmica – estuda os espaços interpessoais, a distância mantida entre os participantes de uma interação;
- tacêsica – estuda o toque, não só como instrumento de sensação, mas também como expressão de afetividade;
- paralinguagem ou paraverbal – estuda o tom de voz, a ênfase dada a determinadas palavras, os grunhidos que utilizamos ao falar, o silêncio, entre outros.

Além desses tipos de comunicação, o profissional de saúde deve estar atento às características físicas do paciente, pois elas podem apresentar sinais e sintomas importantes para um correto diagnóstico; assim como os clientes estão atentos às características físicas do profissional: "ele se mantém limpo", "é bem cuidado", "é obeso", entre outras observações.

Os objetos utilizados pela pessoa, os móveis e os artefatos presentes no ambiente, o número de saídas do local e o significado que o ambiente expressa quando estamos dentro dele são alguns dos elementos que auxiliam o profissional de saúde a apreender a realidade de seu paciente e que dificultam ou facilitam o seu bem-estar (o ambiente permite maior ou menor informalidade, maior ou menor exposição, maior ou menor comodidade).

A LINGUAGEM CINÉSICA

Por que o paciente olha para o rosto, em vez de olhar para as mãos do profissional que irá tocá-lo? Inconscientemente, ele reconhece que é no rosto que as pessoas expressam a maior parte de suas emoções[6]. Logo, por desconhecer a linguagem técnica do profissional de saúde e por não saber se o instrumento que está em suas mãos é o mais adequado, ele volta sua atenção para o rosto do profissional, na expectativa de apreender o que este está sentindo ao cuidar dele.

Por meio da linguagem cinésica, identificamos os sinais de empatia, pois estes não são só verbais. Quando nos interessamos por uma pessoa, voltamo-nos para sua direção, aproximamo-nos, olhamos para ela e, frequentemente, meneamos a cabeça em sinal de positivo ao que ela nos diz.

Existem alguns pressupostos básicos no estudo da cinésica, que são[2]:

- nenhum movimento ou expressão corporal é destituído de significado no contexto em que se apresenta;
- a postura e os movimentos corporais são culturalmente determinados;
- a atividade corporal visível, assim como a atividade fonética audível, influencia o comportamento dos outros membros de um grupo;
- as atividades corporais visíveis encerram significados socialmente reconhecidos e válidos.

Esses pressupostos nos fazem entender que "sabemos" o que o outro pode estar querendo dizer com seus gestos, suas posturas corporais e seus movimentos, assim como sabemos que determinados ambientes sociais esperam um comportamento específico dos envolvidos: por exemplo, uma sala de aula, um velório, uma igreja.

A LINGUAGEM PROXÊMICA

A linguagem proxêmica compreende o estudo do espaço interpessoal e das distâncias que mantemos entre as pessoas[3], e apresenta dois conceitos muito importantes para o processo de cuidar:

- o espaço pessoal – é uma espécie de campo energético que a pessoa tem em torno de seu corpo. Essa percepção de localização faz com que o indivíduo tome consciência de si. Em virtude dessa percepção, quando uma pessoa não se sente segura em uma relação ou não se sente bem com o outro, apresenta um comportamento de defesa de seu espaço pessoal. Quais são as características desse comportamento? O paciente, por exemplo, pode encobrir a cabeça com o len-

çol, ficar voltado para a parede, fingir que está dormindo, responder com monossílabos às perguntas feitas, deixar de olhar o profissional nos olhos, entre outros;
- a territoriedade – nesse caso, há uma espécie de área física que demarcamos como nossa, onde quer que estejamos. É por isso que os estudantes possuem a tendência de se sentarem na mesma cadeira, demarcando-a como sua. O paciente também sente a necessidade de demarcar seu território no hospital. Quando ele é admitido, recebe a informação de que "aquele"é seu leito ou "aquela" é sua mesa de cabeceira; logo, sente-se impelido a demarcar seu território com um objeto pessoal, algo que marque: "Aqui sou eu!".

Algumas instituições públicas não permitem que o paciente utilize nem mesmo o próprio pijama; assim, o chinelo, único objeto seu no hospital, é o instrumento de demarcação do seu território. Infelizmente, pelo fato de o profissional de saúde não estar atento a esse tipo de linguagem, muitas vezes ao aproximar-se do leito para cuidar do paciente, ele chuta o chinelo para debaixo do leito, desrespeitando o território demarcado[4].

A LINGUAGEM TACÊSICA

O instrumento utilizado na linguagem tacêsica é o toque. Dependendo do modo como nos aproximamos para tocar, a pressão exercida no toque, o tempo de contato e a parte do corpo tocada, passamos um significado para a pessoa tocada. Percebemos a intenção da pessoa no toque[7].

O profissional de saúde, ao compreender a linguagem tacêsica, descobre que a ação de tocar o paciente não é apenas instrumental (que é o contato físico deliberado, necessário para o desenvolvimento de uma tarefa específica), mas sim que todo toque é, também, afetivo[8]. Fica atento, ainda, às diferenças individuais e culturais, as quais ensinam que uma atitude mais introspectiva, por exemplo, inicialmente pode provocar rejeição ao toque; existem culturas mais ou menos acessíveis ao toque (em geral, os latinos aceitam melhor o toque do que os ingleses)[7].

Por estar muitas vezes preocupado em tocar os instrumentos e os artefatos utilizados pelo paciente, o profissional reduz seu toque a um toque instrumental, sem afetividade, o que é realmente lamentável, pois são muitos os estudos que têm demonstrado quanto o contato físico é importante para a manutenção e para a qualidade de vida[7].

De maneira geral, o paciente aceita melhor o toque quando se sente sozinho, quando está morrendo, com dor, com a autoestima e a autoimagem diminuídas, quando está triste e com a consciência diminuída (lembrando que a audição é o último dos sentidos perdido pelo paciente quando ocorre alteração de sua consciência). Também foi comprovado que a aceitação dos processos psicoterapêuticos tende a ser maior quando os pacientes são recebidos com um aperto de mão, com um toque[4].

Por outro lado, é necessário sermos mais cuidadosos ao tocar quando o paciente está confuso, foi vítima de maus-tratos, possui alguma deficiência visual, está experimentando alguma privação sensorial passageira ou permanente e usa alguma bengala ou suporte.

Vale lembrar que, quando tocamos alguém, estamos invadindo seu espaço pessoal e, portanto, precisamos estar atentos aos sinais não verbais que demonstram consentimento ou não em relação a essa invasão, como a expressão facial, a rigidez muscular, a direção do olhar, entre outros.

A LINGUAGEM PARAVERBAL OU PARALINGUAGEM

Linguagem paraverbal ou paralinguagem ocorre qundo se emite qualquer som produzido pelo aparelho fonador, usado no processo comunicativo, que não faça parte do sistema sonoro da língua usada. Esses sons demonstram sentimentos (quando ansiosos, por exemplo, nossa voz "treme"), características de personalidade (os introvertidos costumam ter o tom de voz baixo), atitudes (existem muitas maneiras de dizer um "sim"), tipo de relacionamento interpessoal (a voz pode tornar-se mais "doce", mais "áspera", por exemplo) e autoconceito[5].

O conhecimento da linguagem paraverbal permite ao profissional de saúde compreender que o silêncio pode existir em situações ligadas ao terapeuta ou ao próprio paciente. Ele pode estar calado por vergonha, raiva ou testando o terapeuta, para ver se este fica a seu lado mesmo quando está quieto. A pessoa pode estar em silêncio por não saber o que dizer, estar confuso ou deprimido. A interpretação do significado do silêncio dependerá do conhecimento que o profissional tem do paciente[9].

Instrumentalizado da linguagem paraverbal, o profissional de saúde percebe quando deve utilizar o silêncio como meio de comunicação. Em muitas situações, o ato de ouvir é uma ação terapêutica.

OUTRAS DIMENSÕES DA LINGUAGEM NÃO VERBAL

As características físicas também pertencem às dimensões da comunicação não verbal. O profissional de saúde está sujeito à interpretação de quem o observa. O paciente, por sua condição leiga, não consegue identificar se os instrumentos utilizados pelo profissional são os mais adequados, mas compreende o significado de um sapato sujo, um uniforme amassado ou um jaleco com manchas. Uma higiene bem feita gera aproximação e aceitação do vínculo, ao passo que pouca atenção a essa característica pode gerar distanciamento ou até negação da relação[5,9].

O meio ambiente é outra dimensão da comunicação não verbal e existem estudos, por exemplo, demonstrando a importância das cores para gerar um ambiente tenso ou tranquilizador. Outros fatores que geram tensão estão relacionados à quantidade de saídas e à temperatura do ambiente. Quanto mais fechado, maior a tensão; se o ambiente torna-se abafado, a tendência é querermos sair do local[4].

Muitos familiares sentem dificuldade em expressar seu afeto a um parente que se encontra em terapia intensiva. A imagem dos equipamentos choca os familiares e, quanto mais desconhecido e formal um ambiente, mais as relações tornam-se superficiais[8]. O profissional de enfermagem pode ajudar nessa interação e, se estiver consciente dessa dimensão não verbal, pode facilitar a aproximação do familiar, "apesar" dos equipamentos.

VOLUNTÁRIO *VS*. INVOLUNTÁRIO – CONSCIENTE *VS*. INCONSCIENTE

Os estudiosos da linguagem não verbal precisam ter em mente que os sinais comunicativos podem ser:

- conscientes e voluntários – quando cumprimentamos uma pessoa com um "bom-dia" olhando-a nos olhos, com a comissura da boca voltada para cima, ela retribuirá o olhar e tenderá a retribuir o "bom-dia";
- conscientes e involuntários – a pessoa que fica ruborizada tem consciência do rubor em virtude do calor que sente no rosto, mas não tem controle voluntário sobre ele;
- inconscientes e involuntários – quando uma pessoa está aberta ao que ouve, ela aumenta inconscientemente seu campo de visão por meio da dilatação da pupila; no entanto, em situações de defesa, a pessoa restringe seu campo de visão, contraindo involuntariamente as pupilas.

O emissor da mensagem, tendo consciência desses sinais, apreenderá a reação de seu receptor e poderá manter ou não seu argumento, modificá-lo, poderá continuar ou não a conversa ou adiá-la. A influência da comunicação não verbal na interação dependerá do conhecimento consciente que os interlocutores possuem dos sinais de comunicação[10].

FUNÇÕES DA COMUNICAÇÃO NÃO VERBAL

Os estudiosos afirmam que dois terços do que comunicamos nas interações face a face é transmitido por intermédio da linguagem não verbal[2,3,6]. É ela que nos ajuda a expressar os sentimentos, os pensamentos e as hipóteses, além de demonstrar que há coerência entre a intenção e nosso discurso. Nesse caso, seu objetivo é o de complementar o verbal.

A leitura da comunicação não verbal pode, por outro lado, contradizer uma fala. Uma pessoa que diz "Muito prazer", mas não se volta em direção à pessoa que cumprimenta, não presta atenção à maneira que a toca ou a toca como se fosse lavar as mãos em seguida contradiz seu cumprimento.

A comunicação não verbal pode ser usada, também, em substituição à verbal. Durante uma conversação não precisamos dizer a todo instante: "Estou prestando atenção" ou "Estou ouvindo": um meneio de cabeça e o olhar são suficientes.

Ela permite, também, demonstrar e reconhecer os sentimentos. Ao interagirmos com o outro, podemos apresentar reações de alegria, tristeza, ansiedade, dúvida, medo etc. Percebendo a comunicação não verbal de forma consciente, podemos compreender e qualificar qual a tônica e os sentimentos que permeiam a interação.

O conhecimento desses códigos não verbais e suas funções permite que nos tornemos mais efetivos na arte de estar com as pessoas. Quanto maior o grau de consciência que uma pessoa tem de si e do que está expressando, maior será sua habilidade em lidar com os outros[10].

INTERFERÊNCIA NA PERCEPÇÃO DOS SINAIS NÃO VERBAIS

Quais são os fatores que interferem na percepção desses sinais? Quais são os fatores que nos ajudam a agir de modo complementar a nosso discurso?

Em primeiro lugar, é preciso motivação para existir uma interação efetiva com o outro[9,10]. Temos de querer nos comunicar bem com alguém para que isso seja possível. Claro que o relacionamento depende do querer dos envolvidos, mas temos meio caminho andado quando queremos e somos coerentes na demonstração desse querer.

Emoções e sentimentos interferem na percepção dos sinais que o outro emite[10,11]. Quando tristes, ficamos mais voltados para nós mesmos e, portanto, percebemos menos o outro. No entanto, ao estarmos felizes e bem-humorados, estamos mais receptivos às mensagens do outro. Em situações de medo e ansiedade, ficamos atentos a todos os sinais que ocorrem ao nosso redor. Todavia, muitas vezes, o medo e a ansiedade levam-nos a interpretar os sinais de forma inadequada. Daí a importância de estarmos preocupados em validar o significado do sinal emitido.

O próprio conhecimento que uma pessoa tem sobre os sinais de comunicação interfere na percepção do outro, possibilitando a avaliação do grau de aceitação do outro ao que falamos[1,6]. O profissional de saúde percebe, em sua rotina, a importância desse conhecimento como instrumento de avaliação da adesão ou não do paciente ao tratamento. Há casos em que o paciente não expõe seu descontentamento, pois se coloca numa posição de subordinação e dá "Graças a Deus" por estar sendo atendido. No entanto, ao argumentar com o paciente, o profissional pode perceber que suas pupilas estão contraídas, o que significa, sob condições de luminosidade e química normais, que o paciente não está aceitando o que é dito. Atento a esse sinal, o profissional pode alterar seu argumento ou mudar o contexto dessa interação, escolhendo outro momento para conversar.

O conhecimento prévio do emissor pode favorecer ou não a leitura dos sinais[5,6]. Quando nos relacionamos com uma pessoa querida, temos a tendência de codificar de modo positivo os sinais que ela emite; posso entender o silêncio como atenção e não como rechaço. Por outro lado, ao nos relacionarmos com uma pessoa que não nos atrai e com quem não tivemos bom contato anterior, podemos decodificar de forma inadequada os sinais emitidos.

O tempo do estímulo apresentado interfere em nossa percepção[1,5]. É bom lembrar que a interação entre profissional de saúde e paciente é muito rápida. Logo, surge a necessidade de criação de vínculos rapidamente, por meio da manipulação de elementos da comunicação que complementarão a forma de o profissional estar com o outro.

As limitações físicas e fisiológicas também interferem na percepção do outro[4,5]. Um profissional cansado percebe de forma diferente os sinais do outro. O mesmo ocorre com o paciente. Um paciente cansado ou com dor está mais voltado para si e, nessa situação, demonstra pouca atenção ao que o outro lhe diz.

O paciente, quando vai para o centro cirúrgico ou para a terapia intensiva, é privado do uso de certos aparelhos como óculos, aparelho auditivo, prótese dentária, entre outros. A ausência desses aparelhos limita a interação do paciente com o meio e a equipe de saúde. Em consequência, registra-se no prontuário que o paciente não interage bem com o meio ambiente, o que não deixa de ser verdade. Mas até que ponto essa informação é completa? Qual foi o grau de percepção do profissional sobre seu paciente?

Sabemos que nossa percepção é seletiva, portanto, podemos deixar de prestar atenção a algumas coisas que acontecem a nossa volta.

O REENCONTRO CONSIGO MESMO

Quanto maior for nossa atenção aos sinais que o outro emite, nossa vontade de estar com ele e nossa capacidade de perceber os fatores que interferem na comunicação, maior compreensão teremos de nossas emoções[10,11]. Essa compreensão qualificará como positiva nossa relação com o paciente e com a equipe de trabalho. As pesquisas têm valorizado cada vez mais os tratamentos não medicamentosos e não cirúrgicos, mais pautados na criação de vínculos entre o profissional e o paciente.

A percepção de um fenômeno só é possível a partir da leitura da carga racional e emocional que carrega[10,11]. Determinados fenômenos não possuem sua origem no físico ou no comportamento fisiológico do paciente. Há situações em que a emoção é o fator determinante em uma patologia; logo, deve ser tratada como tal. Um dos instrumentos utilizados na apreensão desses fenômenos são os códigos psicobiológicos, que atuam todo o tempo nas relações interpessoais.

A ENFERMAGEM COMO ARTE

Segundo Bertold Brecht, dramaturgo e poeta alemão, "A única finalidade da ciência está em aliviar a miséria da existência humana". À medida que acumula experiência, o enfermeiro percebe que o paciente não consegue verbalizar todas as suas necessidades; assim, ele deve ser detentor da arte de cuidar das pessoas, de perceber até mesmo o que não é verbalizado, mas que está expresso no modo de ser do outro.

Ao serem questionados sobre quando se sentiam bem cuidados e o que era cuidar, os pacientes ingleses responderam[12]:

> *Cuidar é quando eu vejo a sua capacidade de sorrir.*
> *É quando vejo que você é feliz no desempenho do seu trabalho.*
> *É quando você me faz sentir seguro em suas mãos.*
> *É quando você não me vê como um moribundo, e assim ajuda-me a viver.*

Com essas palavras, os pacientes estão dizendo:

> *O profissional que sorri com frequência gosta do que faz e, portanto, esforçar-se-á ao máximo para fazer um trabalho bem feito.*
> *Quando o profissional se identifica, chama o paciente pelo nome e*

> *explica qual procedimento está sendo adotado, passa segurança a ele. Por meio dessas condutas, o profissional demonstra respeito ao ser humano.*
> *O profissional ajuda o paciente a viver quando se relaciona com ele e não com a patologia; quando valoriza o que o paciente tem de saudável, reforçando seu Eu.*

Uma pesquisa com mulheres com câncer, realizada no Brasil, também levantou a seguinte questão: "Como você gostaria de ser cuidada?". Elas responderam[13]:

> *Eu gostaria que as pessoas se aproximassem mais de mim e ficassem mais tempo ao meu lado.*
> *Gostaria que as pessoas prestassem atenção naquilo que eu quero dizer, mas não estou conseguindo.*
> *Gostaria que me olhassem mais, pegassem a minha mão e fizessem algum carinho.*

Embora não possamos, muitas vezes, dar ao paciente a cura, que sem dúvida é o que ele mais quer, esses relatos nos revelam que o paciente teme o abandono. A lei n. 10.241, de 17 de março de 1999, estabelece os direitos dos usuários e as ações dos serviços de saúde no Estado de São Paulo. Alguns dos seus artigos fazem referência ao direito do usuário a um atendimento digno, atencioso e respeitoso. O paciente tem o direito de ser tratado e identificado pelo nome e sobrenome, e não por números, códigos ou de modo genérico. É direito do paciente identificar os responsáveis, direta ou indiretamente, por sua assistência. Mas nós sabemos que as leis não garantem as mudanças: as ações transformadoras partem das pessoas.

O estudo e o ensino da comunicação não verbal são ações que transformam o conceito e a percepção do profissional de saúde de sua relação com o paciente. Com essas pesquisas, quando damos "voz" aos pacientes, fica claro que a base das relações terapêuticas é a comunicação efetiva.

O profissional de saúde, por meio de sua postura, de seu olhar, de seu toque e de seus gestos, consegue aliviar a condição de fragilidade do paciente, ajudando-o a manter sua dignidade, tratando-o como ser humano.

O exercício para desenvolver uma percepção mais ampla do outro deve ser iniciado desde o momento em que o estudante aprende a realizar a entrevista de coleta de dados. O estudante atento aos códigos não verbais criará empatia e confiança com o paciente.

Aprendendo a exercer uma enfermagem terapêutica, pautada no respeito e na apreensão do outro em sua inteireza, atento à linguagem não verbal, o profissional da área da saúde estará cuidando do próprio ato de cuidar. Cuidando do cuidar, talvez estejamos sendo capazes de ancorar o verbo amar[11].

Lembre-se, portanto, de adotar comportamentos que encorajam a interação, porque demonstram aceitação e respeito[4]. Mantenha a expressão facial "positiva", suave e, sempre que possível, com a comissura da boca voltada para cima; use meneios positivos de cabeça quando estiver ouvindo o paciente; volte-se para ele (não fique de lado ou de costas); não use maneirismos (tamborilar os dedos, balançar as pernas, mexer nos cabelos ou brincos); mantenha uma postura relaxada, mas atenta (sem rigidez); olhe nos olhos do paciente para iniciar qualquer contato; fique próximo quando estiver falando com ele; use o toque afetivo, mas preste atenção nos sinais que mostram defesa do espaço pessoal; fale claramente, num tom de voz audível (nem alto ou baixo) e num ritmo médio (sem impaciência ou hesitação); e, acredite: o seu silêncio também pode dizer muita coisa.

Propostas para estudo

- Quantos significados pode ter o fato de o paciente, ao ver um profissional da equipe de saúde entrar em seu quarto, cobrir-se com o lençol e voltar-se para a parede, ficando de costas para ele e não responder às perguntas feitas?
- Proponha para outros quatro colegas ficarem em silêncio por cinco minutos na sala de aula. Discuta as percepções e dificuldades que surgiram, em relação a vocês e à situação vivenciada.
- Escolha um trecho de um filme e discuta com os colegas as expressões não verbais percebidas. Depois, discuta com a classe.

Referências bibliográficas

1. Rodrigues JC. Antropologia e comunicação: princípios radicais. São Paulo: Loyola; 2003.
2. Birdwhistell RL. Kinesis and context. Philadelphia: Pennsylvania Press; 1970.
3. Hall E. A dimensão oculta. 2. ed. Lisboa: Relógio d'água; 1986.
4. Silva MJP. Comunicação tem remédio: a comunicação nas relações interpessoais em saúde. 8. ed. São Paulo: Loyola; 2003.
5. Dimitrius JE, Mazzarela M. Decifrar pessoas: como entender o comportamento humano. 15. ed. São Paulo: Alegro; 2000.
6. Gaiarsa JA. O olhar. 2. ed. São Paulo: Gente; 2000.
7. Montagu A. Tocar: o significado humano da pele. 3. ed. São Paulo: Summus; 1986.
8. Gala MF, Telles SCR, Silva MJP. Ocorrência e significado do toque entre profissionais de enfermagem de UTI e unidade semi-intensiva cirúrgica. Rev Esc Enferm USP 2003;37(1):52-61.
9. Sieh A, Brentin LK. The nurse communicates... Philadelphia: Pennsylvania Press; 1997.
10. Silva AL, Ciampone MHT. Um olhar paradigmático sobre a assistência de enfermagem: um caminhar para o cuidado complexo. Rev Esc Enferm USP 2003;37(4):13-23.
11. Silva MJP. O amor é o caminho: maneiras de cuidar. 4. ed. São Paulo: Loyola; 2004.
12. O'Connor T. O poder de cuidar. O mundo da saúde 2000;24(4):328-9.
13. Carvalho MVB. O cuidar no processo de morrer na percepção das mulheres com câncer. [Tese de doutorado.] São Paulo: Escola de Enfermagem da Universidade de São Paulo; 2003.

5

INTRODUÇÃO À COMUNICAÇÃO TERAPÊUTICA

MAGUIDA COSTA STEFANELLI

PONTOS A APRENDER

1. Discutir o conceito de comunicação terapêutica.
2. Identificar as premissas da comunicação.
3. Discutir os pressupostos da comunicação.
4. Refletir em grupo sobre os componentes básicos da comunicação terapêutica.
5. Identificar as características da comunicação terapêutica.
6. Analisar a importância da sequência da comunicação terapêutica.

PALAVRAS-CHAVE

Comunicação terapêutica, premissas da comunicação em enfermagem, pressupostos da comunicação, empatia, confiança, respeito mútuo, características da comunicação terapêutica.

ESTRUTURA DOS TÓPICOS

Introdução. O que é comunicação terapêutica? Comunicação em enfermagem – premissas. Comunicação em enfermagem – pressupostos. Comunicação terapêutica – componentes básicos. Flexibilidade, eficiência, propriedade e resposta. O paciente relata um acontecimento. Propostas para estudo. Referências bibliográficas.

INTRODUÇÃO

Concedo-me a liberdade de começar com um depoimento.

Atuo na área de ensino de enfermagem psiquiátrica e, ao desenvolver a unidade de comunicação com o paciente, no sétimo ou oitavo semestre do curso, comecei a ficar inquieta, a experimentar uma sensação de desconforto quando ouvia das alunas perguntas ou comentários como os seguintes:

> Por que esses conteúdos não são dados no início do curso?
> *Se tivéssemos recebido esse conteúdo antes, muita ansiedade e conflitos poderiam ter sido evitados.*
> *Isto é importante para o cuidado do paciente não só em enfermagem psiquiátrica como em qualquer especialidade da enfermagem.*
> *[...] que é bom para o paciente e a família não resta dúvida, mas vocês já pararam para pensar quanto estamos usando disso na nossa vida?*
> *Isso é muito bom para o nosso dia a dia, na vida como um todo.*

Certa vez, ao ministrar uma aula sobre comunicação para estudantes de outra área da saúde, houve um momento de surpresa com a reação de uma das estudantes durante o uso da estratégia do jogo sobre comunicação. Em prantos, ela disse:

> *Se eu soubesse disso um pouco antes, não teria perdido a oportunidade de abraçar e dizer ao meu pai quanto gosto dele. Só agora me dei conta de que ele é o que é, mas é meu pai e isso é bom demais.*

Esses momentos podem ser aproveitados para evidenciar a importância de encontrar um sentido naquilo que se faz, nas experiências da vida, na saúde e na doença, e, mais ainda, o sentido da própria existência[1,2].

Além dessas situações, surgiram os mais variados tipos de experiência no decorrer desses longos, mas prazerosos, anos de atuação na área da docência e na assistência de enfermagem na área hospitalar, na área de educação para saúde e na pesquisa, entre outras tantas.

Vários estudiosos da comunicação, da relação humana e do uso de teorias interpessoais aplicadas às várias áreas da saúde, inclusive a enfermagem, fundamentam o conteúdo apresentado neste capítulo sobre comunicação terapêutica[1,3-13]. Talvez alguns deles não estejam indicados nas referências bibliográficas, mas estejam certos, senhores leitores, de que, assim como a convivência com determinados mestres deixou marcas indeléveis em minha história de vida, esses autores também deixaram suas marcas permanentes em meu caminhar profissional.

Pesquisas e estudos sobre comunicação humana realizados na área da enfermagem, e alguns em outras áreas, a relevância desse conhecimento e sua utilização no ensino, na assistência e na pesquisa em enfermagem em todas as suas áreas; a educação em saúde na promoção da saúde e prevenção de doenças ou para o cuidado de seus portadores; no gerenciamento, no trabalho em creche, na assistência à família, no ensino em nível de graduação e pós-graduação, como pesquisadora única ou em colaboração com docentes de enfermagem, enfermeiros que atuam na prática, alunos de graduação, bolsistas de iniciação científica em vários locais do nosso país e em alguns da América Latina conferem à autora deste capítulo o direito de apresentar um conceito de comunicação terapêutica, algumas premissas e alguns pressupostos que a têm norteado na sua caminhada profissional, no ensino, na prática e em pesquisas sobre o assunto. Esses últimos, apoiados em uma abordagem multiteórica para sua elaboração, serão apresentados de forma sucinta, pois vários deles já foram mencionados anteriormente, porém sem serem denominados como tal. São essas premissas e pressupostos que alimentam o interesse da autora pelo assunto, por acreditar que é com aprimoramento da competência em comunicação humana, tornando seu uso cada vez mais eficiente e benéfico para o paciente, a família e a comunidade, que atingiremos o cuidado competente e humanitário àquele que necessita da assistência de enfermagem.

Algumas colegas têm me perguntado o porquê da denominação de estratégias de comunicação terapêutica. Por que não as chamar de estratégias de comunicação bem-sucedida, eficiente, adequada, correta, entre outras? Bem, essas são aplicáveis a qualquer área do conhecimento. Muitas vezes, todavia, uso-as como sinônimos, após esclarecer previamente que vou fazê-lo.

Prefiro o termo terapêutica por considerá-lo mais apropriado no âmbito da assistência primária, secundária, terciária ou no da reinserção social. O essencial é que o enfermeiro aprenda a fazer uso consciente da competência em comunicação humana para o bem-estar de quem necessita de cuidado à saúde, quaisquer que sejam seu local de atendimento e os resultados esperados. Com a aquisição de conhecimento, o enfermeiro adota as estratégias com propriedade, de acordo com a singularidade de cada situação vivenciada.

Se admitirmos que só existimos como ser humano em face do outro[3] e que não podemos existir sem nos comunicar, concluiremos que nossa vida é um contínuo comunicar. Portanto, como enfermeiros, temos de tornar nossa comunicação, tanto verbal como não verbal, a mais útil possível para o bem-estar daquele que necessita de nossos conhecimentos profissionais. Estaremos, assim, desenvolvendo nosso potencial para a competência interpessoal. O essencial é usar a comunicação terapêutica de forma consciente e planejada.

O QUE É COMUNICAÇÃO TERAPÊUTICA?

Comunicação terapêutica é a competência do profissional de saúde em usar o conhecimento sobre comunicação humana para ajudar o outro a descobrir e utilizar sua capacidade e seu potencial para solucionar conflitos, reconhecer as limitações pessoais, ajustar-se ao que não pode ser mudado e a enfrentar os desafios à autorrealização, procurando aprender a viver da forma mais saudável possível, tendo como meta encontrar um sentido para viver com a maior autonomia possível.

COMUNICAÇÃO EM ENFERMAGEM – PREMISSAS

Na área da enfermagem, há algumas afirmações sobre comunicação que já se tornaram verdadeiros axiomas, ou seja, "premissa imediatamente evidente que se admite como universalmente verdadeira sem exigência de demonstração"[14].

Entre essas afirmações, apresentamos a seguir algumas premissas que são consideradas essenciais para que o enfermeiro adquira competência em comunicação – humana e terapêutica.

A comunicação:

1. é o eixo integrador entre assistência, ensino e pesquisa em enfermagem;
2. permite ao enfermeiro exercer a profissão como ciência e arte, de forma integrada;
3. favorece a integração do ser pessoa com o ser profissional;
4. é a essência do cuidado humanitário;
5. é fundamental na educação em saúde;
6. é essencial à saúde da pessoa.

COMUNICAÇÃO EM ENFERMAGEM – PRESSUPOSTOS

A seguir, são apresentados os pressupostos (P) que têm norteado o ensino e a aplicação prática do conhecimento geral sobre comunicação humana e sobre como torná-la terapêutica.

Pressupostos são as declarações que fundamentam a importância da competência em comunicação, que, com o enfermeiro e a comunicação que se estabelece entre ele e o paciente, constituem o tripé de sustentação da assistência em enfermagem[9]. No dizer de Wanda Horta[15], a comunicação é o denominador comum das ações de enfermagem.

O enfermeiro tem de se familiarizar com esses pressupostos. Eles estão fundamentados em vários autores e na experiência da autora deste capítulo[5-8].

P1. O ser humano não existe sem se comunicar[7].

Por mais que se esforce para não comunicar nada, o esforço por si só já é comunicação. Isolamento, silêncio, olhar para um ponto fixo, entre tantos outros exemplos, comunicam, às vezes, mais do que as palavras. Ao admitir que todo comportamento é uma mensagem, pode-se concluir que é humanamente impossível não se comunicar[7].

P2. A comunicação é um processo contínuo e não se repete do mesmo modo[7,8].

Entre outras facetas do processo de comunicação, é preciso levar em conta que cada momento da comunicação é único e não se repete.

Por exemplo, um enfermeiro que realiza um mesmo procedimento há anos, com um mesmo paciente, nunca o faz da mesma forma, por mais que se esforce. As condições são sempre diferentes, variando o próprio momento, o humor, a disposição, o local, o tempo, o espaço, o modo de perceber os sentimentos do paciente, entre outros fatores.

P3. Cada ato comunicativo tem um aspecto de conteúdo e outro de relação[7].

Qualquer ato comunicativo sempre tem dois aspectos: um de informação e outro de relação. A informação diz respeito ao conteúdo da mensagem e a relação praticamente impõe um comportamento e depende de como a mensagem é percebida. Vários problemas podem surgir quando há falhas na interpretação da comunicação.

P4. A comunicação entre as pessoas exige que a mensagem tenha um significado comum[7,8].

O fato de emissor e receptor não compreenderem as mensagens impede a interação social eficaz e, consequentemente, a vida em comum.

P5. Empatia, confiança e respeito mútuo são elementos-chave do processo comunicativo[7,8,10].

Esses são três elementos básicos para que a comunicação humana seja efetiva, terapêutica ou adequada. A capacidade de tentar colocar-se no lugar do outro faz com que o enfermeiro compreenda o paciente de forma mais fácil, o que propicia o estabelecimento do respeito mútuo e da confiança.

P6. As pessoas agem de acordo com o significado que as coisas têm para elas[6].

Todo ser humano tem seu comportamento e conduta pautados no modo como percebe os fatos a sua volta, ou seja, no sentido que dá a eles.

P7. As pessoas atribuem significado às coisas na relação com seus semelhantes[6].

Cada um confere significado ao que é experienciado no convívio social, compartilhando ideias, perspectivas e a definição da situação.

P8. Cada um modifica e manipula o significado dos fatos por meio de um processo interativo[6].

A partir do pressuposto 7, torna-se evidente que as pessoas podem atribuir um novo significado às coisas e mudar de conduta e de direção.

P9. A comunicação é um dos componentes centrais da área de saúde[5,8].

Comunicação, saúde e enfermagem são três conceitos que se interpõem. Não se pode falar em saúde e enfermagem sem se reportar à comunicação. Quem tem a saúde afetada e precisa de assistência para recuperá-la terá de procurar um especialista que lhe possa prestar a assistência necessária. Uma vez que esse processo envolve os profissionais de saúde "pessoas", mais especificamente o enfermeiro, foco de nosso estudo, eles têm de valer-se da comunicação terapêutica ou adequada para oferecer ao outro uma assistência de qualidade.

COMUNICAÇÃO TERAPÊUTICA – COMPONENTES BÁSICOS

No desenvolvimento da assistência em enfermagem, o enfermeiro interage com o paciente durante todo o tempo valendo-se da comunicação, seja ela verbal ou não verbal. Ao conviver com o paciente por mais tempo, principalmente quando se trata de doença crônica ou outro transtorno que exige cuidados mais prolongados, ambos experimentam uma gama de fenômenos, sentimentos, pensamentos e reações que podem interferir beneficamente no processo de comunicação. Entre eles, estão a empatia, a confiança e o respeito mútuo[8,16-21].

EMPATIA

O conceito de empatia é muito discutido nas diversas áreas que a consideram como um componente essencial da comunicação humana. Alguns a confundem com identificação e simpatia. Na identificação, o enfermeiro perde sua identidade de profissional, pois passa a "viver" a vida do outro. Na simpatia, as relações, em geral, são permeadas por julgamentos de valor.

Para que a interação com o paciente se torne terapêutica, o enfermeiro tem de tentar perceber a experiência do outro como este a vivencia, estando sempre atento para não perder seu papel de profissional ou mesmo sua identidade. Quando essa percepção do mundo do outro acontece, pode-se dizer que está ocorrendo a empatia, ou comunicação empática. Ela pode ser transmitida ao paciente de modo verbal ou não verbal e só ocorre quando se consegue transmitir ao outro a percepção de como ele é e de como vivencia seu mundo[16,17].

Empatia também consiste em comunicar ao paciente as emoções subjacentes a seu comportamento e das quais, às vezes, ele não tem consciência. O enfermeiro deve adquirir um nível de maturidade que lhe permita experimentar a empatia sem que haja envolvimento emocional prejudicial aos resultados da assistência planejada.

Esses dois aspectos (empatia e envolvimento emocional) são fundamentais para que o enfermeiro compreenda o mundo do outro. Somente assim ele pode oferecer uma assistência individualizada, respeitando as crenças, os valores e a cultura do paciente. A capacidade de empatia está intimamente relacionada aos sentimentos de confiança, envolvimento emocional e respeito mútuo que ocorrem no relacionamento interpessoal[8,16-21].

CONFIANÇA

É o sentimento que permite à pessoa aprender a lidar com o mundo e resolver problemas. A confiança inclui respeito, honestidade, consistência, fé e esperança[17,19].

Demonstrar congruência, consistência e empatia, ajudar o paciente a aceitar-se como ele é, ser flexível, cumprir promessas, manter contato visual, respeitar seu silêncio, suas crenças e seus valores, atender preferências possíveis, oferecer esquema das atividades diárias e promover alívio de sua ansiedade são fatores que podem fomentar o surgimento mais rápido da confiança, embora às vezes esse processo possa ser demorado.

RESPEITO MÚTUO

Ter respeito pela pessoa é acreditar em sua dignidade e seu valor, independentemente de seu comportamento. É aceitá-la sem julgá-la[1,8].

Colocar limites de forma terapêutica quando as manifestações de comportamento do paciente não podem ser aceitas, demonstrando franqueza e honestidade, evidencia, por meio da comunicação empática, que o paciente é aceito como pessoa. Associar esse comportamento aos mencionados no item confiança auxilia o paciente a confiar e respeitar cada vez mais a pessoa do enfermeiro.

FLEXIBILIDADE, EFICIÊNCIA, PROPRIEDADE E RESPOSTA

Para o enfermeiro ser eficiente na comunicação terapêutica, ele precisa possuir ou desenvolver algumas características, como flexibilidade, eficiência, propriedade e resposta[1,5].

Flexibilidade significa a capacidade de ajustar-se às condições esperadas e inesperadas. Ela exige do enfermeiro a capacidade de observar o paciente, perceber suas mudanças de comportamento, compreendê-las e reagir de maneira adequada, com maleabilidade em relação aos resultados esperados para cada um em particular.

Em geral, o paciente é mais vulnerável aos estímulos e está em constante processo de mudança, não só de seu estado emocional, como também de todas as dimensões de seu ser. A flexibilidade, portanto, requer do enfermeiro habilidade em elaborar novos objetivos para satisfazer as necessidades que emergem de acordo com a evolução do estado geral e específico do paciente. Flexibilidade, contudo, não é uma característica fácil de ser adquirida, pois implica o abandono de objetivos planejados e a elaboração de outros em curto espaço de tempo.

A comunicação entre enfermeiro e paciente tem eficiência quando as mensagens enviadas possuem clareza, simplicidade e sua transmissão e percepção pelo outro são efetivadas, ou seja, ocorrem no momento em que há disposição do receptor para ouvi-las. Eficiência inclui também ausência de termos técnicos, de jargões profissionais e de linguagem rebuscada e ambígua.

Para que a mensagem tenha propriedade, ela tem de ser coerente, sintonizada com o momento que o receptor vivencia e ser relevante para a situação em que se encontram terapeuta e paciente, enfim, tem de responder à necessidade do paciente em seu todo, sem menosprezar ou supervalorizar uma ou outra parte[8].

Parafraseando uma autora citada no início de minha carreira, "propriedade é falar o certo, no momento certo, para a pessoa certa, com linguagem e informação certas, no ambiente certo [...]".

A resposta é o efeito da mensagem, que deve incluir uma possível correção da informação. Tem função controladora da comunicação, informa o outro sobre o impacto de sua própria comunicação e lhe oferece uma informação que constitui a base para a tomada de decisão e determinação da ação.

O PACIENTE RELATA UM ACONTECIMENTO

Para que o paciente possa participar ativamente do processo de comunicação terapêutica, ele tem de ser auxiliado para descrever a experiência que vivencia, o que ele pensa e sente. Essa sequência tem de emergir na interação com o paciente, mas é preciso respeitar como ele a expressa.

Na maioria das vezes, no relato de um acontecimento ansiógeno, a pessoa o inicia por seus sentimentos, com uma comunicação carregada de emoção e conotação de julgamento, não reconhecendo ou negando sua participação no evento.

Apesar de a relevância da sequência a ser observada na comunicação ser bem-sucedida, o enfermeiro deve respeitar a disposição do paciente para falar sobre sua experiência de acordo com suas possibilidades. O importante é que ele também expresse os pensamentos e a experiência vivida. Valendo-se das estratégias de comunicação, o enfermeiro, ao perceber os diversos aspectos do fato, ajuda o paciente a organizar a descrição da experiência em seu todo. Com isso, o paciente é capaz de ver os fatos de sua vida com mais clareza e sequência lógica, desveste-se de suas defesas e torna-se menos defensivo ou resistente à ajuda que lhe é oferecida[5].

Propostas para estudo

- Retome a pergunta "É possível separar o ser pessoa (aquele que chegou à faculdade) do ser estudante da área de saúde (ou profissional)?" e reflita mais um pouco sobre ela. Discuta com os colegas e com o professor. A conclusão é sua.
- Você é capaz de analisar suas experiências na sequência apresentada neste capítulo? Se não, por quê? Que fatores interferem na descrição dos acontecimentos envolvendo uma ou mais pessoas?
- Organize-se em grupo de cinco a dez alunos e distribua os pressupostos da comunicação terapêutica entre os grupos. Cada um deverá discutir o que escolheu ou lhe foi atribuído. Utilize seu repertório, sua bagagem de vida e seu conhecimento prévios. Depois, volte a discutir com a classe toda e com o professor.

Referências bibliográficas

1. Travelbee J. Intervention in psychiatric nursing: process in the one-to-one relationship. Philadelphia: FA Davis; 1969.
2. Frankl V. Psicoterapia do sentido da vida. 2. ed. São Paulo: Quadrante; 1986.
3. Sullivan HS. The interpersonal theory of psychiatry. Nova York: WW Norton; 1983.
4. Ruesch J. The therapeutic process from the point of view of communication theory. Amer J Orthopsychiatry 1952;22(4):690-700.
5. Ruesch J. Comunicación terapéutica. Buenos Aires: Paidós; 1964.
6. Mead GM. Self and society. Chicago: University of Chicago Press; 1972.
7. Watzlavick P, Beavin JH, Jackson DD. Pragmática da comunicação humana. São Paulo: Cultrix; 2000.
8. Stefanelli MC. Comunicação com o paciente: teoria e ensino. São Paulo: Robe; 1993.
9. Jourard SM. The transparent self. Nova York: D. Van Nostrand; 1978.
10. Sundeen JS, Stuart GW, Ranbin FAD. Nurse-client interaction: implementing the nursing process. 6. ed. St. Louis: Mosby; 1998.
11. Peplau HE. Interpersonal relations in nursing. Nova York: G.P. Putnam's; 1952.
12. Peplau HE. Psychotherapeutic strategies. Perspectives in psychiatric care 1968;6(6):264-70.

13. Arantes EC. O ensino do relacionamento terapêutico em enfermagem psiquiátrica. Rev Bras Enferm 1973;26(6):438-46.
14. Ferreira ABH. Novo dicionário Aurélio. Rio de Janeiro: Nova Fronteira; 1975.
15. Horta WA. Processo de enfermagem. São Paulo: EPU-EDUSP; 1970.
16. Stefanelli MC. Ensino de técnicas de comunicação terapêutica enfermeira-paciente. [Tese.] São Paulo: Escola de Enfermagem da Universidade de São Paulo; 1985.
17. Arnold E, Boggs K. Interpersonal relationship: professional communication skills for nurses. Philadelphia: Saunders; 1989.
18. Potter PA, Parry AG. Grande tratado de enfermagem prática: clínica e prática hospitalar. 3. ed. São Paulo: Santos; 2002.
19. Stuart GW, Laraia MT. Enfermagem psiquiátrica: princípios e prática. 6. ed. Porto Alegre: Artmed; 2001.
20. Arantes EC, Stefanelli MC, Fukuda IMK. Relacionamento enfermeira paciente. In: Stefanelli MC, Fukuda IMK Arantes EC, Enfermagem em suas dimensões assistenciais. Barueri: Manole; 2008. p. 371-94.
21. Stefanelli MC, Fukuda IMK, Igue CE. Enfermagem especializada em saúde mental e psiquiatria. In: Miguel EC, Gentil V, Gattaz WF. Clínica psiquiátrica. Barueri: Manole; 2011. p. 1944-91.

6

ESTRATÉGIAS DE COMUNICAÇÃO TERAPÊUTICA

MAGUIDA COSTA STEFANELLI

PONTOS A APRENDER

1. Descrever as estratégias de comunicação terapêutica.
2. Discutir a importância das estratégias de comunicação terapêutica na assistência de enfermagem.
3. Discorrer sobre o ouvir reflexivamente.
4. Discutir situações que envolvem o uso terapêutico do silêncio.
5. Analisar a própria comunicação com o paciente à luz do conteúdo sobre comunicação terapêutica.
6. Identificar situações de vida pessoal que poderiam se beneficiar do uso das estratégias de comunicação terapêutica.

PALAVRAS-CHAVE

Comunicação terapêutica, grupamento das estratégias, estratégias de comunicação terapêutica, comunicação terapêutica na assistência de enfermagem.

ESTRUTURA DOS TÓPICOS

Introdução. Grupamentos das estratégias de comunicação terapêutica. Considerações finais. Propostas para estudo. Referências bibliográficas.

INTRODUÇÃO

Um número razoável de enfermeiros, principalmente da área de enfermagem psiquiátrica, tem produzido conhecimento sobre comunicação enfermeiro-paciente, colocando-a como habilidade, conhecimento ou competência a ser adquirida pelo enfermeiro.

Os enfermeiros da área de enfermagem geral o fazem enfatizando a importância da comunicação para o processo de enfermagem e os da área de enfermagem psiquiátrica apontam a relevância da comunicação como fulcro para o desempenho da função específica do enfermeiro psiquiátrico, denominada *counseling* ou relacionamento terapêutico.

Essa palavra já foi traduzida de várias maneiras: "conselheira", "terapeuta", "psicoterapeuta" e como "relacionamento terapêutico", essa última adotada pela maioria dos enfermeiros brasileiros.

Peplau[1,2] considera a comunicação terapêutica o ponto crucial da enfermagem psiquiátrica e de máxima importância para a enfermagem em geral. Em seu trabalho, indica como relevante:

- estimular o paciente a descrever sua experiência;
- manter-se em silêncio;
- manter o foco num só assunto;
- clarificar as ideias expressas pelo paciente;
- expressar-se em termos concretos;
- evitar fazer perguntas que não estimulem respostas ou que deixem o enfermeiro em situação delicada ("beco sem saída");
- devolver a pergunta feita pelo paciente;
- pedir-lhe que esclareça o agente da ação, quando o paciente usa pronomes indefinidos;
- não começar frases com "por que" e "como";
- validar a compreensão da mensagem do paciente;
- tentar compreender os sentimentos não expressos verbalmente;
- demonstrar interesse pelo paciente.

Travelbee[3] é enfática ao preconizar que as estratégias têm de ser individualizadas para cada paciente e apresenta como técnicas:

- o estímulo ao paciente para que verbalize e clarifique seus sentimentos e pensamentos;
- a ajuda ao paciente para que ele perceba as relações entre causa e efeito e identifique sua participação na experiência.

Essas declarações são de máxima importância para a assistência de enfermagem em todos os campos.

O desenvolvimento da competência do enfermeiro em comunicação é ressaltado na enfermagem por uma série de estratégias de comunicação que, de modo geral, englobam as já citadas.

Vários autores enfatizam a necessidade da competência em comunicação na área de enfermagem diante da crescente evidência na promoção da saúde e na participação do cliente no cuidado, que requerem várias ações diretamente relacionadas com a competência comunicativa do enfermeiro. Citam algumas estratégias utilizadas nas diversas áreas da atuação desse profissional, como: questões abertas e, quando necessário, questões fechadas; ouvir, dar informações acuradas, colocar em foco a ideia principal, não usar jargões no decorrer do processo de enfermagem, entre outras[4-6].

Hays e Larson[7], autoras do livro *Interacting with patients*, apresentam de forma mais completa as diferentes estratégias de comunicação terapêutica, analisando e exemplificando sua aplicação às diferentes áreas da enfermagem:

- usar o silêncio;
- manifestar atenção;
- oferecer-se como elemento de ajuda;
- manter um ambiente que ofereça segurança;
- estimular o paciente a continuar o assunto;
- colocar o evento em sequência no tempo e no espaço;
- fazer observações;
- encorajar descrições, percepções e comparações;
- reformular ideias;
- devolver a pergunta feita;
- manter em foco o tema abordado;
- explorar o assunto;
- dar informações;
- clarificar ideias;

- mostrar a realidade;
- expressar dúvidas;
- validar a comunicação;
- verbalizar o implícito;
- encorajar a avaliação;
- tentar verbalizar os sentimentos subjacentes do paciente;
- resumir o que foi dito;
- encorajar o paciente a formular um plano de ação.

A expressão "técnica de comunicação terapêutica" pode ser confundida com algo a ser usado com rigidez e de forma repetitiva. Se isso ocorrer, não se poderá mais falar em comunicação terapêutica. Elas se constituem em guias, "dicas", linhas gerais de ação ou sugestões que são seguidas na situação interpessoal com o paciente, de modo individualizado, com linguagem adequada ao nível de compreensão de cada um, de maneira que as mensagens veiculadas tenham a mesma significação para todos os participantes.

Não se pode afirmar que apenas o uso dessas estratégias tornem terapêutica a comunicação enfermeiro-paciente, porque há inúmeros fatores que afetam essa comunicação, como já foi analisado em capítulos anteriores. O importante é o enfermeiro adquirir competência em comunicação humana e terapêutica e usá-las de forma consciente, levando sempre em consideração os outros fatores inerentes ao contexto da comunicação com o paciente ou outra pessoa[7,8].

Fundamentadas na experiência e em resultados de pesquisas realizadas, pode-se afirmar que essas estratégias facilitam o processo terapêutico e a consecução dos objetivos em todas as áreas da enfermagem, tornando realidade o cuidado competente e humanitário[8].

As estratégias são instrumentos que ajudam e possibilitam o desenvolvimento do processo de enfermagem. Usadas adequadamente, levam a pessoa que recebe ajuda a descrever suas experiências, o que pensam e sentem sobre elas, demonstrando prontidão em receber a ajuda de que necessita e cooperando com os profissionais.

Ao utilizar as estratégias, o enfermeiro tem de levar em conta que, em cada ação de enfermagem, são necessários conhecimento e criatividade, a fim de que seja particularizada para uma situação e pacientes específicos – elas não podem ser usadas de forma estereotipada. A criatividade e o bom senso devem estar presentes[8].

O enfermeiro deve adquirir o hábito de dedicar diariamente uma fração de seu tempo para uma autoavaliação, procurando respostas à pergunta "Quão terapêutico eu fui hoje em minhas ações?", levando em consideração as áreas técnica, expressiva e afetiva de seu viver. O ideal é que essa reflexão seja ampliada para o que ocorreu ao longo do dia. Caminha-se, assim, mais rapidamente rumo ao amadurecimento pessoal e profissional, com mais conhecimento de si mesmo.

As estratégias são parte importante de um processo mais amplo que, por sua vez, está em conexão direta com o processo de relacionamento enfermeiro-paciente. Não podem, entretanto, ser hipervalorizadas em detrimento dos outros aspectos da assistência de enfermagem. Elas têm de ser adequadas ao atendimento de todas as dimensões do ser humano.

O enfermeiro deve ter em mente que, ao usar as técnicas de comunicação terapêutica, ao mesmo tempo em que ajuda o paciente está também auxiliando-o a melhorar seus padrões e hábitos da comunicação. Ele aprende a usar padrões mais aceitos de comunicação interpessoal, sentindo-se assim mais fortalecido para falar de si e de suas experiências, também percebendo-se como pessoa em suas diversas dimensões – biológica, psicológica, social, espiritual, cultural e cognitiva[8]. É a aprendizagem pela experiência.

Inúmeros são os estudos de enfermeiros brasileiros que deixam evidente, em seus trabalhos, a importância da relação interpessoal terapêutica enfermeiro-paciente para o desenvolvimento da assistência de enfermagem ao paciente em sua multidimensionalidade[8-17]. Destacam, mais uma vez, a importância da personalização no uso da comunicação terapêutica, que deve respeitar as diferenças culturais e singularidades da pessoa[8].

O livro de Hays e Larson despertou e estimulou a autora deste capítulo a fazer um novo estudo das estratégias de comunicação terapêutica. Ainda que já as usasse, havia alguma coisa que a intrigava. Na discussão diária com os alunos e nos cursos que ministrava a enfermeiros e outros profissionais da área de saúde, chegou à conclusão de que um dos "nós" do ensino, aprendizado e uso na prática era o "para que" e o "como" utilizar as estratégias de comunicação sem torná-las estereotipadas ou padronizadas, levando em conta que cada ser humano é único e que, ao se beneficiar da assistência de enfermagem, ele tem de ser considerado como tal, exigindo, portanto, uma assistência personalizada[7,8].

Com base nas discussões sobre dúvidas e dificuldades observadas, foi ficando claro que era necessário um agrupamento das estratégias existentes segundo a especificidade de seu uso.

GRUPAMENTOS DAS ESTRATÉGIAS DE COMUNICAÇÃO TERAPÊUTICA

Fundamentada nessas considerações e com base na revisão de literatura dos autores já citados , Stefanelli[16] selecionou e agrupou as técnicas de comunicação terapêutica em três grupamentos: de expressão, clarificação e validação, apresentados a seguir.

Grupamento de expressão. Nesse grupo estão arroladas várias estratégias que estimulam ou facilitam a expressão verbal de pensamentos e sentimentos sobre a experiência que os desencadeou, e são fundamentais na descrição da própria experiência. São "dicas" mais adequadas às abordagens iniciais, para estabelecer conhecimento mútuo e identificar as manifestações de comportamento do paciente que denotavam as necessidades que exigiam mais atenção e cuidado. Facilita-se assim a obtenção de dados para elaboração do histórico, diagnóstico de enfermagem e objetivos do cuidado de enfermagem.

Grupamento de clarificação. As estratégias desse grupamento são utilizadas para ajudar a compreender ou clarificar as mensagens enviadas pelos pacientes, quando parte delas ou o todo contém ambiguidades. Com o uso dessas, o enfermeiro tem novas oportunidades de obter correção da informação.

Grupamento de validação. Nesse grupo são introduzidas as estratégias que propiciam, para os envolvidos no processo de comunicação, o afloramento da significação comum do que foi ou está sendo expresso. Validação é uma forma especial de certificar-se da acurácia da compreensão das mensagens veiculadas entre os interlocutores. A ausência de validação tem sido apontada como geradora de conflitos entre as pessoas de modo geral e na família.

A seguir, são apresentados os três grupamentos elaborados, que não são herméticos. O uso de uma estratégia muitas vezes requer a associação com outras, reforçando a afirmação de que a flexibilidade e a coerência entre verbal e não verbal são fundamentais para a comunicação terapêutica. Muito há para ser feito, descoberto e desvendado nesse campo.

Grupamento de expressão

- Ouvir reflexivamente.
- Uso terapêutico do silêncio.
- Verbalizar aceitação.
- Verbalizar interesse.
- Usar frases reticentes ou em aberto.
- Repetir comentário feito pelo paciente.
- Repetir as últimas palavras ditas pelo paciente.
- Introduzir problema relacionado.
- Fazer pergunta.
- Fazer pergunta relacionada ao que o paciente disse.
- Direcionar a pergunta feita pelo paciente para a pessoa dele (devolver a pergunta).
- Usar frases descritivas.
- Manter o paciente no mesmo assunto.
- Permitir ao paciente que escolha o assunto.
- Colocar em foco a ideia principal.
- Verbalizar dúvidas.
- Dizer não.
- Estimular a expressão de sentimentos subjacentes (verbalizar o implícito).
- Usar terapeuticamente o humor.

Grupamento de clarificação

- Estimular comparações.
- Solicitar ao paciente que esclareça termos incomuns.
- Solicitar ao paciente que precise o agente de ação.
- Descrever os eventos em sequência lógica.

Grupamento de validação

- Repetir a mensagem do paciente.

- Solicitar ao paciente para repetir o que foi dito.
- Sumarizar o conteúdo da interação.

GRUPAMENTO DE EXPRESSÃO

Quando o aluno de enfermagem tem de abordar o paciente pela primeira vez, ele se sente inseguro, ansioso e muitas vezes não sabe como iniciar a interação.

As técnicas de expressão são as mais úteis para a fase de abordagem inicial, embora sejam utilizadas em todas as fases do processo de enfermagem. São úteis também para a fase inicial da entrevista com o paciente, para estabelecer um clima propício de interação. O aluno, além do desconhecimento do paciente, pode sentir-se mais ansioso que o enfermeiro já experiente, porque tem de vencer a barreira da própria insegurança. Vale-se então, mais prontamente, das técnicas que facilitam a expressão verbal e que, de certa forma, oferecem mais segurança, porque não implicam tomada de decisão nem exigem que se deem diretrizes para a solução dos problemas ou necessidades do paciente, que surgiram no momento da interação. Algumas técnicas desse grupamento são descritas a seguir[8,16].

Ouvir reflexivamente

O ouvir reflexivamente é um processo ativo que requer concentração de atenção e de energia para sua utilização. A fim de centrar a atenção na comunicação do paciente, o enfermeiro deve estar livre de ansiedade e preocupações pessoais ou consciente da presença dessas e de sua influência no processo de comunicação. É necessário, principalmente, tentar compreender o que há de comum nos pontos a que o paciente sempre se refere ou repete, pois, em geral, esses dão indícios para a identificação da sua área de maior preocupação.

Essa atitude para com o paciente corresponde a tentar ler e compreender o que existe "nas entrelinhas", como se faz na leitura de algum texto. Os temas devem ser registrados para melhor exploração em momento oportuno. Há três perguntas básicas que o enfermeiro deve ter em mente quando ouve o paciente: "O que ele disse?"; "O que significa o que ele disse?"; "O que não está sendo dito?"[8,12,16].

Ao ouvir o paciente, é preciso estar atento para não julgar o conteúdo do pensamento expresso e concentrar toda a atenção nele, pensar reflexivamente sobre o que ele diz; tentar compreender o que está sendo dito e também o que não está, por meio da observação da comunicação não verbal e paraverbal.

No relacionamento enfermeiro-paciente, o "ouvir reflexivamente" é uma habilidade a ser desenvolvida pelo enfermeiro e pelo paciente. Para demonstrar a este que o está ouvindo, o enfermeiro poderá dizer, a intervalos regulares e com propriedade: "E depois?"; "Continue..."; "Estou ouvindo..."; "E então...". Ao perceber que o enfermeiro está atento ao que ele fala, o paciente sente-se estimulado a continuar expressando seus sentimentos e pensamentos sobre o que vivencia[16,18].

O ouvir em silêncio ou o silêncio do paciente pode gerar no enfermeiro a sensação de impotência, de não estar ajudando o paciente. É necessário ser perseverante e exercitar-se no uso dessa estratégia, porque ela transmite ao paciente que ele é respeitado, tratado como ser humano, e que sua existência tem significação. Somente por meio das informações fornecidas pelo paciente é que se poderá conhecer as dificuldades e as necessidades como sentidas por ele. Apenas ele pode dizer como se sente, o que pensa, que imagem tem de si mesmo e do mundo que o cerca. Conclusões prematuras e inadequadas são evitadas quando o enfermeiro consegue adquirir a habilidade do ouvir reflexivamente[3,6,8,18,19].

O ouvir reflexivamente demonstra um esforço voluntário para compreender a mensagem do outro, e o sucesso do relacionamento entre enfermeiro e paciente depende, em grande parte, dessa habilidade. É principalmente por meio do "ouvir reflexivo", associado ao "valor do silêncio", descrito a seguir, que o enfermeiro pode conhecer a experiência do paciente e identificar seus sentimentos, problemas e necessidades com mais segurança[12].

Usar terapeuticamente o silêncio

Torna-se um pouco paradoxal falar do uso terapêutico do silêncio como estratégia para estimular a expressão verbal de ideias ou sentimentos ou para interromper o silêncio do paciente, mas, com base na experiência e na literatura, pode-se afirmar que o resultado é positivo. O uso do silêncio de forma terapêutica não é uma atividade fácil de ser realizada. O que é esperado, em quase todas as culturas, quando duas pessoas ou mais estão juntas, é que interajam entre si de alguma forma. Quem já vivenciou uma situação dessa pode imaginar o que acontece com a ansiedade e, consequentemente, com todo o não verbal, além da sensação de desconforto que é criada. E quem permanece em silêncio por muito tempo, em uma situação interpessoal ou grupal, acaba por receber algum apelido de seus pares, torna-se alvo de chacotas, ou é, de maneira passiva ou ativa, excluído do grupo[8,16,18].

O enfermeiro tem uma série de informações que necessita explorar com o paciente: sobre a pessoa dele, o processo saúde-doença, sentimentos e pensamentos sobre a situação que vivencia, como era antes da situação atual, o que mudou, como está lidando com a situação, entre tantas outras informações de que necessita para planejar e obter os resultados esperados na assistência de enfermagem. De um lado, há o enfermeiro ansioso para obter dados; de outro, está o paciente ansioso com sua situação de doença.

Uma aluna aproximou-se da professora, durante o ensino de campo em uma unidade de emergência, e perguntou:

> O que eu faço com ela? Todo mundo já tentou e não tirou uma palavra de sua boca.

Disse isso com muita ansiedade, apontando para uma adolescente que havia tentado suicídio e que chegara sozinha ou fora abandonada pelos parentes na unidade. Apesar de consciente, olhava para as pessoas com uma expressão facial que demonstrava frustração ou decepção profunda e não dizia nem respondia às solicitações que eram feitas. O desespero dos profissionais que tentavam saber com o que a jovem havia tentado suicídio foi aumentando. A docente orientou a aluna para permanecer ao lado dela, segurar sua mão, tentando demonstrar interesse e apoio, informá-la que estava ali para tentar ajudá-la e que era capaz de entender como ela se sentia. A jovem teve uma crise de choro intensa e rápida. A aluna manteve sua conduta por aproximadamente três minutos, enquanto o médico examinava a paciente e o enfermeiro procurava o melhor local para instalar o soro. Em seguida, a aluna perguntou à paciente:

> Posso falar com você agora? Tente responder para que possamos ajudá-la. Vou estar com você.

A adolescente aquiesceu com a cabeça e foi dando as informações vagarosamente, respondendo o que era perguntado, inclusive pelos outros profissionais. Agradeceu à aluna por ter ficado naqueles minutos terríveis com ela.

Pelo que aconteceu, pode-se perceber que o efeito terapêutico dessa técnica depende do modo como o paciente a percebe. Seu valor é indiscutível, mas há necessidade de que o profissional seja capaz de transmitir ao paciente a chamada "disposição expectante", ou seja, a expectativa de que o outro é capaz de falar e vai fazê-lo[8,18]. Seu uso requer muita paciência do terapeuta, mas transmite ao paciente, por meio de sentimento empático, a ideia de estar atento e pronto para ouvi-lo, com respeito pela sua intimidade. É como se estivesse dando um tempo para o paciente organizar suas ideias para poder expressá-las. Às vezes, a pessoa não consegue pôr em palavras seus sentimentos, seu sofrimento ou sua preocupação. Ao sentir que o enfermeiro tem disposição e disponibilidade para ouvi-lo, o paciente experimenta a sensação de que o silêncio é uma forma aceitável de comportamento. O paciente, sentindo-se aceito, respeitado e valorizado como pessoa, tende a experimentar segurança e confiança e a comunicar o que sente[7].

Antes de decidir se deve ou não intervir no silêncio do paciente, o enfermeiro tem de pensar ativamente sobre o porquê desse silêncio: bloqueio, resistência, medo de falar e não ser aceito ou se é um caso de "silêncio reflexivo". Todos nós, algumas vezes, temos necessidade de momentos de silêncio, de momentos que sejam somente nossos, que façam parte de nossa intimidade, mesmo que eles sejam povoados de lembranças, agradáveis ou não. A urgência do atendimento do paciente também tem de ser levada em conta. Aqui entra o senso de oportunidade do enfermeiro ao abordar o paciente. Ao permanecer em silêncio ao lado do paciente de forma terapêutica, o enfermeiro informa que o paciente também é responsável pelo que ocorre na situação que vivencia e no processo de comunicação que estabelece com os profissionais, estimulando-o a participar ativamente em seu processo de recuperação[8].

Não se preconiza a permanência de duas pessoas em mutismo; o enfermeiro tem de ter discernimento para saber quando falar e quando permanecer em silêncio. De vez em quando, deve dizer algo como "Estou à disposição"; "O senhor gostaria de falar sobre alguma coisa?". Após alguns minutos pode dizer "E então?" ou "Estou aqui para ajudá-lo", entre outras frases. Dizer isso demonstra ao paciente que o interesse e a atenção estão centrados na pessoa dele. Em geral, o paciente consegue fazê-lo falar sem que ele se sinta manipulado.

O tempo de tolerância ao silêncio oscila de uma pessoa para outra; em geral é de curta duração, pois, se o silêncio for muito longo, provocará ansiedade em ambos os participantes da interação, e a ansiedade provoca distorção do tempo. É necessário que o enfermeiro analise sua tolerância ao silêncio e observe como ela evolui, para não se surpreender usando-o de modo não terapêutico[2,12].

A comunicação não verbal nesses momentos, tanto do paciente como do enfermeiro, tem importância fundamental. Medo, tristeza, alegria, ansiedade e vergonha, por exemplo, são sentimentos que podem ser manifestados desse modo. Quando usa o silêncio terapeuticamente, o enfermeiro deve centrar sua atenção na comunicação não verbal do paciente para compreender melhor o que está ocorrendo. Ao tentar decodificar a significação dessa manifestação não verbal, o enfermeiro deverá estar sempre alerta para validar com o paciente sua interpretação, tão logo seja possível, a fim de não agir com base em suas crenças e seus valores.

O enfermeiro deve manter-se com postura adequada, que não lhe exija acomodar-se no lugar a todo momento; precisa também evitar tamborilar os dedos na mesa ou olhar a todo momento para o relógio ou para a porta de saída, manifestações de desconforto ou impaciência que poderão transmitir ao paciente desinteresse, irritação e indiferença, provocando bloqueio na comunicação. O enfermeiro deve utilizar o conteúdo expresso no capítulo sobre comunicação não verbal.

As duas estratégias abordadas são fundamentais no estabelecimento da comunicação terapêutica e exigem a associação das técnicas descritas a seguir.

Verbalizar a aceitação

Ao adotar o pressuposto de que uma pessoa existe como tal somente em face de outra[20], a condição básica inicial para que possam conviver é a aceitação. É por meio dessa que a pessoa sente-se livre, confiante e com prontidão para começar a interagir com o outro. O mesmo acontece com o paciente. Não se fala aqui de uma aceitação automática de todas as manifestações de comportamento do paciente, mas, às vezes, a ansiedade, a dor e o sofrimento levam a determinadas ações que precisam de compreensão empática[7,8,11,16]. Como seu comportamento decorre de sua condição de doente, a aceitação temporária de algumas ocorrências torna-se necessária. Seu uso indica que o paciente está sendo compreendido com uma atitude de não julgamento por parte do profissional[3].

Aceitar o paciente não implica concordar com todas as manifestações de seu comportamento, e sim percebê-lo como pessoa que, por algum motivo, está expressando seus sentimentos e emoções, de forma não habitual e até mesmo não aceita socialmente. O enfermeiro deverá transmitir essa aceitação ao paciente, por meio da compreensão empática, de forma verbal ou não verbal, sem julgá-lo. Na realidade, o enfermeiro não aceita o paciente tal como ele é, mas oferece-lhe elementos para que analise seu comportamento e mude para outro mais aceito socialmente[11].

Se o paciente refere-se ao médico como "aquele psiu ali", o enfermeiro deverá informar o nome correto do profissional e repetir essa medida sempre que ocorrer o fato, sem reprovar o paciente. Desse modo, ele torna claro para o paciente que o aceita como pessoa e, ao mesmo tempo, oferece-lhe elementos para mudar seu comportamento.

Verbalizar o interesse

Uma das formas de manifestar interesse pelo paciente é percebê-lo como pessoa e pelo que ele faz. Chamá-lo pelo nome já é uma demonstração de respeito e interesse. É incrível como os pacientes expressam satisfação quando os enfermeiros os abordam pelo nome. Isso por si só reforça a identidade do paciente e demonstra que ele existe como pessoa com identidade própria, ou seja, ele existe no mundo e tem um nome que é reconhecido pelas pessoas.

É necessário respeitar os títulos que fazem parte da identidade da pessoa, como professor, doutor, engenheiro. As mudanças de comportamento do paciente devem ser percebidas e expressas pelo enfermeiro, tanto quanto o empenho do paciente, por mínimo que seja, em mudar a forma de agir para vencer limitações que surjam enquanto está sendo cuidado. É preciso demonstrar a ele que alguém tem interesse por sua pessoa e seus progressos[7,16].

Quando o paciente realiza alguma atividade, o enfermeiro deve verbalizar que percebeu o fato; deve fazê-lo sem usar qualificativos como "bom", "mau", "feio", "certo", "errado", entre outros, ou seja, sem conotação de julgamento ou comparação. Eis alguns exemplos:

> Enfermeiro: *Vejo que o senhor conseguiu ficar sentado alguns minutos hoje. Amanhã vamos tentar de novo.*
> Enfermeiro: *Soube que o senhor conseguiu lembrar-se de colher a amostra de urina.*

O interesse, quando expresso para o paciente sem conotação de julgamento, tende a motivá-lo a ter maior participação na situação interpessoal e em seu processo de recuperação, pois começa a recobrar sua identidade e a se interessar por si mesmo, o que já é o início da recuperação da autoestima.

Usar frases com sentido aberto ou reticentes

O enfermeiro, ao usar frases desse tipo, precisa estar seguro de que sempre faz uso delas em benefício do paciente e não para manipulá-lo ou levá-lo a falar de algo para o qual não está preparado no momento.

No uso dessa estratégia, em geral repete-se a informação dada pelo paciente ou parte dela com inflexão da voz, o que é praticamente um convite para o paciente continuar a falar ou para explorar mais a ideia expressa. Tais frases são úteis quando o rumo da conversação é desviado da área de seu foco de interesse ou quando o paciente interrompe o diálogo e faz longa pausa. O objetivo é ajudar o paciente a ser capaz de expressar um pensamento de forma completa. Quando isso acontece, ele percebe que foi capaz de elaborar um conteúdo e transmiti-lo para outra pessoa. A utilização dessa técnica é útil, principalmente para o paciente manter-se no mesmo assunto e refletir sobre ele com mais profundidade. É uma linha condutora do diálogo que o auxilia a expressar seus problemas e necessidades de saúde com as próprias palavras[7,16].

O profissional poderá dizer frases como:

> O senhor disse querer licença para...
> Depois que o senhor teve alta, seu tratamento foi...
> O corte da operação doía e começou...
> A orientação sobre seu curativo foi...

Repetir comentários ou últimas palavras ditas pelo paciente

A repetição dos comentários feitos pelo paciente ou de suas últimas palavras quando ele interrompe um diálogo deixa evidente que o enfermeiro está interessado e atento ao que ele fala. Ao perceber que está sendo ouvido, o paciente sente-se estimulado a esclarecer o assunto que estava abordando ou a continuar falando sobre o assunto que havia interrompido.

Quando o enfermeiro usa frases ou palavras com sentido aberto ou reticentes, acompanhadas de comunicação não verbal adequada, transmite ao paciente a expectativa de que ele vai falar. O paciente, ao ouvir a repetição de seu comentário, tem a oportunidade de perceber se descreveu claramente o evento, os pensamentos e seus sentimentos e fazer as correções necessárias. Ao ouvir o que expressou, ele pode pensar mais ativamente sobre o que disse[7,16]. O enfermeiro poderá dizer, por exemplo:

> Quando o médico chegou, já estava almoçando e isso...
> A senhora disse que está cansada de tomar soro e...
> A senhora estava falando sobre a cirurgia e...
> ... sua visita...
> ... saiu da veia e...

Fazer pergunta

O uso da pergunta como estratégia terapêutica gera controvérsia, pois, dependendo do modo como é usada, pode ser prejudicial à obtenção dos resultados esperados e ao bem-estar do paciente. A pergunta deve ser feita com clareza, usando linguajar que esteja ao alcance da compreensão do paciente. O enfermeiro tem de estar atento ao fato de que cada pessoa tem seu tempo para decodificar e compreender a mensagem recebida, nesse caso, a pergunta feita; um tempo para codificar e elaborar a resposta e, também, para emiti-la. Esse tempo tem de ser respeitado, pois cada um tem sua velocidade e ritmos próprios para se comunicar.

Se o enfermeiro apressar o paciente ou fizer uma pergunta seguida de outras, como uma "bateria de perguntas", ele ficará atônito e sem saber a que pergunta responder primeiro, sem sequer conseguir compreendê-las[2,7,16]. Como exemplo, pode-se citar um profissional competente, conhecedor profundo da especialidade; no entanto, era excessivamente lento na emissão de suas mensagens, mas o tempo que ele necessitava para se expressar era compensado pelas decisões firmes e terapêuticas que adotava.

A pergunta deve ser feita em termos claros e conforme a capacidade de compreensão do paciente, uma de cada vez, a fim de permitir que ele elabore a resposta de acordo com o ritmo de que é capaz. A "bateria de perguntas", ou seja, uma série de perguntas sem interrupção, deve ser evitada[2].

As perguntas devem ser usadas criteriosamente, para que o paciente não pense que só tem de responder perguntas e adotar um comportamento passivo[6].

Por outro lado, não devem ser feitas indagações que permitam respostas como "não" ou "sim", pois elas não encorajam a verbalização das ideias. É necessário levar em conta que, ao oferecer opção para o paciente, sua escolha deve ser respeitada[2]. Algumas vezes, perguntas que estimulam esse tipo de resposta podem deixar o enfermeiro sem alternativa para prosseguir a comunicação, pois determinadas situações não oferecem alternativas. É comum ouvir frases como:

Você quer ser meu paciente?
Vamos para a ressonância agora?
Você gostaria de ir à fisioterapia às 10 horas?

Frases iniciadas com "Por que" e "Como" devem ser evitadas, principalmente quando enfermeiro e paciente ainda não se conhecem. O paciente pode sentir-se intimidado ou pressionado a dar explicações sobre seu comportamento. Isso também se aplica às perguntas que podem deixar o enfermeiro sem recursos para dar continuidade ao diálogo.

Um estudo realizado com estudantes de enfermagem[12] indicou que certas perguntas podem dar resultado efetivo quando usadas com critério e forem pertinentes ao assunto que está sendo tratado no momento. Mesmo assim, nessa análise, os estudantes ficaram em dúvida se não tinham sido usadas perguntas em demasia. Alguns concluíram que realmente as haviam usado em excesso, o que, entretanto, não chegou a prejudicar a comunicação com o paciente; outros afirmaram saber que devem se esforçar mais por usar outras técnicas; outros, ainda, concluíram que a pergunta foi a melhor técnica para ajudar o paciente naquele momento. Foi confirmado também que a pergunta pode ser usada, desde que com propriedade, principalmente quando o enfermeiro quer obter do paciente informações específicas.

Perguntas sobre as informações dadas, ou para introduzir problemas relacionados com o assunto tratado, são usadas, às vezes, para levar o paciente a melhorar sua comunicação verbal e a avaliar suas reais condições de compreensão do que foi dito[7,8,16]. Por exemplo:

> Paciente: *Vou à caminhada hoje.*
> Enfermeiro: *A senhora vai continuar a série de exercícios anteriores. Acha que tem condições de participar da caminhada hoje?* (Paciente com problema para deambular sozinha).

Após algum tempo de silêncio.

> Paciente: *É, posso cair e aí fica pior.*

Direcionar a pergunta feita pelo paciente para a pessoa dele (devolver a pergunta)

Ao direcionar a pergunta feita pelo paciente para a pessoa dele, o enfermeiro tenta transmitir-lhe a ideia de que o ponto de vista dele é o mais importante. Essa estratégia encoraja o paciente a explorar e aceitar as próprias ideias e seus sentimentos como parte de seu eu[2].

Quando o paciente pergunta ao enfermeiro algo que exige tomada de decisão em relação a sua pessoa, deve-se direcionar a pergunta feita pelo paciente para a pessoa dele, para que reflita sobre qual é a melhor decisão para ele como pessoa. Isso transmite a ideia de que ele é o foco da interação, que seu ponto de vista é que é importante e faz com que ele passe a assumir a responsabilidade por sua vida.

A devolução da pergunta deve ser feita de modo cortês, respeitando o outro como pessoa.

Se o paciente faz perguntas sobre a vida pessoal do enfermeiro ou sobre sua vida íntima, ele poderá aproveitar o momento para "devolver" o assunto para o paciente, perguntando-lhe se está querendo falar sobre os assuntos citados em relação a sua pessoa. Caso o paciente insista, o enfermeiro deve deixar claro que o que importa no momento é a pessoa dele.

O profissional de saúde precisa lembrar-se que o senso de oportunidade deve acompanhar o processo de comunicação e que às vezes há perguntas que podem ser respondidas. Essa técnica permite ao paciente perceber que ele ainda é capaz de decidir as coisas e sua autoestima começa a aumentar[7,12,16]. Por exemplo:

Paciente: *Dona, será que a senhora pode pedir para meu médico me dar amostra grátis? Está muito caro.*
Enfermeiro: *Que tal o senhor conversar com seu médico sobre isso? Vamos tentar assim primeiro?*
Paciente: *Chi!... Vou tentar. Se não der, aviso a senhora.*

Mais tarde, encontrou o enfermeiro e disse:

Paciente: *Legal pacas. Consegui. Foi duro começar, mas olha aqui a caixinha. Vai ter mais.*

Uma paciente vinha ao ambulatório havia algum tempo e a enfermeira que a atendia estava grávida. No retorno da paciente, ao ver a enfermeira e demonstrando muita alegria, perguntou:

Paciente: *Seu filho já nasceu? Como foi?*
Enfermeira: *Sim, está lindo. E os seus, como vão?*
A paciente começou a falar sobre seus filhos.

Usar frases descritivas

O uso de frases descritivas, com linguagem clara, mensagens concisas, precisas e enunciadas em tom de voz audível, porém não monótono e sem jargões técnicos ou profissionais, facilita a compreensão do paciente sobre o que lhe é transmitido. Deve-se ter cuidado para não confundir o uso de frases descritivas e afirmativas com conselhos.

Permitir ao paciente que escolha o assunto

De vez em quando o enfermeiro precisa deixar de lado o "poder divino" que se atribui ao julgar que tudo sabe a respeito do paciente: o que é melhor para ele, quais são suas necessidades, como ele gosta de ser cuidado, o que ele precisa falar ou de que informações e orientações necessita. Em geral, o enfermeiro, sempre com sobrecarga de atividades, chega para o paciente e lhe diz o que acha necessário e esquece que o outro pode também estar querendo falar alguma coisa sobre si mesmo, relatar algum problema que está gerando ansiedade intensa ou comentar sobre o próprio atendimento que está recebendo[7,8,16].

O enfermeiro deve sempre ter em mente que precisa dar oportunidade ao paciente de falar por iniciativa própria sobre algo de sua vida, seja sobre sua saúde ou doença, seja sobre outro tema que ele tenha necessidade, dando-lhe o direito de falar sobre outros aspectos que ele considera importantes e que podem estar afetando seu tratamento ou sua recuperação. Com o uso dessa estratégia, demonstra-se para o paciente que a ênfase da comunicação está centrada nas necessidades dele, ajudando-o a desenvolver sua iniciativa e o senso de responsabilidade em relação a seu plano terapêutico, tornando-o participante ativo do momento que vivencia. Por exemplo:

> *Hoje vamos mudar um pouco. Você é que vai falar...*
> *Hum... parece-me preocupado hoje...* (deixa em aberto para estimular continuação).
> *Sobre o que você gostaria de conversar?*
> *Existe algum assunto sobre o qual o senhor queira falar?*

Colocar em foco a ideia principal

Que pessoa não tem um amigo, colega ou membro da família que fala fluentemente sobre diversos assuntos, às vezes até com alguma profundidade? Quando se convive com essa pessoa, muitas vezes nos surpreendemos pensando "como é difícil compreendê-la" ou "não consigo acompanhar o pensamento dela". Muitas vezes, os enfermeiros relatam a seguinte situação:

> Enfermeiro: *Caramba, como é difícil coletar dados com aquela menina. Faço uma pergunta e ela fala, fala... e não rende nada.*

Colocar em foco a ideia principal auxilia a manter o fluxo da comunicação dirigido para um objetivo. Essa técnica ajuda o paciente a aprofundar-se em um assunto de real interesse para ele e a descrever suas experiências. Isso facilita a obtenção de dados sobre o paciente, a exploração de seus sentimentos e pensamentos[3,7,16,18].

Ao associar a técnica de colocar o foco na ideia principal à estratégia do ouvir reflexivamente, o enfermeiro poderá perceber quais são os temas que levam o paciente a mudar de assunto. Em geral, sinais, sintomas de doença e problemas que precisam ser evidenciados estão relacionados aos assuntos que se repetem. Deve-se, contudo, ter discernimento para saber até onde o assunto pode ser explorado. Essa precaução é essencial para não deixar o paciente mais ansioso ou bloquear a comunicação[2,7,16]. A seguir, são apresentados alguns exemplos sobre como retomar o tema central da conversação.

Sem interromper o paciente, o enfermeiro poderá dizer, de forma delicada:

> *Gostaria que o senhor contasse mais alguma coisa sobre a primeira vez que ficou doente.*
> *Poderia explicar como é sua experiência com a colostomia?*
> *Você estava dizendo que seu curativo sangrou...*
> *Conte-me o que fez para seguir a dieta quando...*

Quando o enfermeiro consegue manter o paciente em um diálogo com sequência lógica, ensina-lhe como ser mais objetivo. O paciente, por sua vez, quando percebe que conseguiu concluir seu pensamento, sente-se aliviado e percebe que foi capaz de começar e concluir a expressão de seu pensamento. A autoestima se eleva. O paciente sente-se mais seguro, experimenta satisfação na experiência interpessoal e tende a confiar mais no pessoal da equipe que o atende, envolvendo-se com seu plano terapêutico.

Verbalizar dúvidas

Muitas vezes, o que o paciente diz ao enfermeiro gera incerteza sobre a veracidade do que foi dito. Com muito tato e senso de oportunidade, é necessário verbalizar para ele a não concordância com o conteúdo expresso e, valendo-se de outras estratégias já abordadas, ajudá-lo a perceber que seu relato da experiência não está correto[3,7,12]. O enfermeiro tem de tomar cuidado para não colocar o paciente à prova, pois ele poderá sentir-se desafiado e reagir de maneira inadequada. O paciente precisa ser auxiliado para reorganizar seus pensamentos e sentimentos, para que possa dar informações reais sobre o fato que relatou.

Atenção concentrada na situação que o paciente vivencia, sentimentos de insegurança e a ansiedade gerada com a situação da doença, do tratamento, do fato de estar distante dos familiares, dos gastos com esses processos e do afastamento temporário do emprego podem atingir níveis elevados e provocar certa distorção na percepção dos fatos. Eis algumas sugestões:

Enfermeiro: *Isso não é comum aqui.*
Enfermeiro: *Vamos recordar como o fato aconteceu.*

Um paciente que recebia medicação endovenosa diariamente:

Paciente: *Não aguento mais. Todo mundo quer furar minha veia. Chega...*
Enfermeiro: *Vamos com calma, conte-me o que aconteceu para estar falando assim.*
Paciente: *Ontem vieram cutucar meu braço, não sei quantas pessoas... Pensando bem, só duas tentaram pegar a veia. Uma conseguiu. Os outros só olharam ou apalparam e deram palpites.*

Ao responder adequadamente ao paciente, o enfermeiro o levou a descrever o que realmente aconteceu, evidenciando sua capacidade de organizar os pensamentos.

Dizer não

Honestidade e sinceridade por parte do enfermeiro e coerência de conduta da equipe que assiste o paciente são quesitos essenciais para o uso dessa estratégia. É necessário aprender a dizer não quando preciso e assumir suas consequências.

A exigência de privilégios por parte do paciente é uma situação que demanda o uso do "não", dito com firmeza e tato. Se o enfermeiro não o usa de modo adequado, o paciente passa a manipulá-lo. Dizer "não" com propriedade é tão valioso para o desenvolvimento e a maturidade da pessoa quanto responder positivamente[12,16]. Por exemplo:

Paciente de clínica médica com autorização para sair do hospital acompanhado do familiar, por seis horas, para cuidar de sua documentação.
Paciente: *Vou sair agora.*
Enfermeiro: *O senhor não pode sair agora. Seu familiar só pode vir apanhá-lo daqui a duas horas.*
Paciente: *Está bom. Eu vou ter de esperar.*

O "não" dito com propriedade ajuda o paciente a aceitar as rotinas da unidade onde ele se encontra e a conhecer os limites dentro dos quais ele é livre para agir. A resposta negativa favorece, portanto, o desenvolvimento não só do paciente, mas também do enfermeiro. Nem sempre se usa a palavra "não" literalmente, mas a negativa ao pedido do paciente tem de estar clara na mensagem enviada.

Estimular a expressão de sentimentos subjacentes

O uso dessa técnica requer conhecimento do paciente, de seus padrões de comportamento, atitudes e crenças, pois implica interpretação de sentimentos implícitos, o que é tarefa árdua.

Estimular a expressão dos sentimentos subjacentes é uma estratégia que requer mais concentração de atenção e percepção acurada para tentar identificar corretamente o que o paciente está querendo dizer. Implica conhecimento mais profundo da pessoa e exige interpretação do que ela diz. Seu uso tem como objetivo tornar compreensível o conteúdo das frases ditas pelo paciente[7,19,20]. O enfermeiro precisa tomar cuidado para não fazer interpretações à luz de suas crenças e seus valores.

É oportuno valer-se de outras estratégias ao interpretar as ideias expressas pelo paciente, para não correr o risco de ser inadequado. Por exemplo:

Paciente: *Você não sabe nada, não quero que cuide mais de mim.*
Enfermeiro: *O senhor acha que não somos capazes de cuidar do senhor?*

Usar terapeuticamente o humor

A utilização do humor como estratégia terapêutica começou a aparecer na literatura de enfermagem por volta da década de 1980.

Segundo o dicionário Aurélio, "humor é a capacidade de perceber, apreciar ou expressar o que é cômico ou divertido". Há alguns quesitos que têm de ser levados em conta no uso do humor com pessoas em situação ansiógena ou de doença. Esses dizem respeito ao conhecimento de padrões de resposta, senso de oportunidade e nível de desenvolvimento do paciente[6,21-23].

O essencial no uso do humor é ter senso de oportunidade aguçado. Ele pode ser associado a quaisquer das técnicas já descritas, desde que com propriedade, avaliando-se o estado geral global do paciente[23,24].

O uso do humor requer conhecimento do paciente e da situação em que enfermeiro e paciente estão envolvidos. Em geral, usa-se essa estratégia com temas gerais, como futebol, filmes ou outros programas de televisão ou acontecimentos noticiados pelo jornal, evitando-se direcioná-lo para a pessoa do paciente.

GRUPAMENTO DE CLARIFICAÇÃO

O enfermeiro tem de oferecer oportunidades ao paciente para organizar seu pensamento e expressá-lo, para que as mensagens sejam claras e compreensíveis, com um linguajar comum aos envolvidos na assistência do paciente. Algumas técnicas desse grupamento são descritas a seguir.

Estimular comparações

Estimular o paciente a perceber que os acontecimentos da vida guardam semelhanças entre si é útil para que ele a veja como um processo contínuo. Com essa percepção, o paciente pode analisar os mecanismos já utilizados para enfrentar situações semelhantes à que experimenta no momento. Assim, o enfermeiro vai conhecendo os pontos fortes do paciente e o estimula com mais segurança a mudar o comportamento para lidar com o problema atual. É necessário que o enfermeiro seja cauteloso para não impor inconscientemente fatos de sua vida pessoal na tentativa de encontrar solução para o problema do paciente[1,7,16]. Por exemplo:

Enfermeira atendendo gestante muito ansiosa em ambulatório de pré-natal.

Paciente: *Estas dores estão me assustando. Acho que vou perder meu filho.*
Enfermeira: *Como foram suas gestações anteriores?*
Paciente: *Normal. Nada de diferente.*
Enfermeira: *A senhora sentia esse tipo de dor que está sentindo agora?*
Paciente: *Deixa eu pensar. Trabalho tanto que até esqueço. É, dos outros dois eu tive essas dores, contração, né? Mas começaram bem antes que essa agora. Fiz um pouco de repouso. Será que é igual às outras? Os dois vingaram. É, acho que também...*
Enfermeira: *Às vezes existem essas contrações. Vamos aguardar a consulta para ver como está sua gravidez.*
Paciente: *Obrigada, dona... Já acalmei um pouco. Acho que vai ser igual ao dos outros. No fim deu tudo certo, mas vou para a consulta.*

Ao refletir sobre eventos semelhantes anteriores, a paciente foi capaz de conciliar o trabalho com o repouso relativo, tornou-se menos ansiosa e passou a fazer planos para saber como agiria naquela situação.

Solicitar ao paciente que esclareça termos incomuns

É usual surgir na comunicação entre enfermeiro e paciente termos de difícil compreensão ou estranhos ao vocabulário do enfermeiro. Em geral, trata-se de regionalismos, termos chulos ou gírias. Quando essas expressões aparecem no curso de um processo de comunicação, o enfermeiro deve solicitar ao paciente que explique o que ele quer dizer com o termo ou a frase utilizada. Deve deixar claro que não o conhece. Esse procedimento é indispensável à compreensão do que o paciente quer expressar.

A elucidação das experiências, dos pensamentos e sentimentos do paciente deve ser procurada a cada passo da comunicação enfermeiro-paciente. Não se pode esperar que o enfermeiro entenda tudo o que o paciente diz, porque ele também tem suas limitações como ser humano[16]. Por exemplo:

Durante uma visita da equipe a uma paciente idosa, em uma unidade de cardiologia clínica.
Paciente: *Daqui a pouco começa a rebordosa de barulho. Minha caixa não aguenta mais.*

Aluna: *Dona Fulana, poderia me ensinar o que é rebordosa?*
Paciente: *É a quantidade de médicos e o barulho e a bagunça que ficam aqui quando eles vêm com os estudantes.*
Aluna: *E o que é caixa?*
Paciente: *Você não sabe? Como cuida de mim?*
Aluna: *Nós já conversamos sobre o que a senhora tem. Mas, se puder me ensinar o que é caixa, eu vou ficar contente em aprender.*
Paciente: *SEI! É dor na minha cabeça. Ouviu, menina?*

Uma expressão comumente utilizada pelo paciente é "você sabe", pressupondo que o enfermeiro conhece tudo o que ocorre na enfermaria ou com os pacientes. Diante dessa expressão, o enfermeiro tem de deixar claro ao paciente que não entende o que ele quer dizer e que só poderá saber do que se trata se ele explicar ou falar o que é. Poderá dizer:

Não sei o que aconteceu. Ontem estava de folga.
Não vi o que aconteceu, só vou saber se o senhor me falar.
Não estava presente quando sua cirurgia foi suspensa e não sei o que o médico lhe disse. O senhor poderia contar como foi?

Solicitar ao paciente que precise o agente de ação

Quando o paciente comunica suas ideias utilizando termos indefinidos como "nós", "ele", "todo mundo", "aqueles", "a gente", "todos", entre outros, o enfermeiro tem de solicitar para que ele precise o agente da ação a que ele se refere.

O paciente deve aprender a falar com precisão e clareza, ser menos vago[7]. O uso dessa estratégia auxilia o paciente no desenvolvimento de sua própria identidade; alguns tendem a falar somente das outras pessoas, das atividades delas em detrimento de informações sobre si mesmo[16,18]. O paciente precisa aprender a falar sobre si mesmo e seus problemas específicos, e não sobre generalidades e, ainda, a falar somente por ele mesmo e por mais ninguém.

Esse aprendizado é fundamental para o desenvolvimento de sua independência e autonomia[8].

A assertividade e a precisão devem fazer parte do repertório da comunicação do enfermeiro, porque é comum ele também generalizar suas experiências, seus pensamentos e seus sentimentos e os pacientes aprendem muito com esse profissional, porque é com ele com quem convivem por mais tempo, principalmente quando internados.

É comum o paciente informar que participou de todas as atividades programadas para a unidade onde se encontra, quando apenas as observou. Há necessidade de pedir-lhe que defina exatamente qual foi sua participação nas atividades mencionadas, quem fez o quê, ou seja, quem é o agente da ação a que ele se refere. O paciente parte da premissa de que o enfermeiro sabe de todos os acontecimentos que ocorrem na unidade. O enfermeiro tem de esclarecer a quem o paciente se refere quando usa pronomes indefinidos ou coletivos. Estará contribuindo, assim, para o paciente aprender. Por exemplo:

> Paciente alcoolista em agitação extrema em unidade de pronto-socorro.
> Paciente: *Todo mundo veio aqui, me agrediu e me amarrou nesta espelunca de cama.*
> Enfermeiro: *A quem o senhor está se referindo quando diz "todo mundo"?*
> Paciente: *Esses homens que trabalham aí e aquelas mulheres.*
> Enfermeiro: *O senhor pode me dizer a cor da roupa deles?*
> Paciente: *Sim. Os dois homens estavam de branco com uma borracha preta no pescoço; as mulheres estavam de branco; o outro homem de marrom. Cinza... sei lá. Parecia que veio para me prender.*

Com essas informações, o enfermeiro pôde identificar que as pessoas foram dois médicos de plantão, duas auxiliares e um policial e explicou a função de cada um e o porquê da presença do segurança do hospital e a existência de escassez de funcionários.

É comum o enfermeiro ouvir, por exemplo, o paciente dizer: "Todos foram para o passeio"; "Nós fomos à fisioterapia"; "Não me deram o medicamento". O enfermeiro deve sempre procurar saber a quem o paciente se refere quando diz "nós", "os outros", "ele", "os enfermeiros" etc.

Precisar o agente da ação ajuda o paciente a conhecer a si mesmo e as pessoas que cuidam dele e, também, a avaliar o porquê dos procedimentos que realizam com ele, seus reais sentimentos em relação às pessoas com quem convive, seja em unidade de internação hospitalar e em serviços extra-hospitalares, seja no relacionamento familiar e social. O paciente passa a ser preparado para a vida.

Descrever os eventos em sequência lógica

Em decorrência do estado de saúde ou de outras condições de vida, que geram muita ansiedade, há pessoas que não são capazes de relatar eventos em sequência lógica, impedindo a compreensão de suas ideias. Quando os eventos são relatados na sequência em que aconteceram, há a possibilidade de estabelecer relações entre causa e efeito ou de efetuar correções nas informações dadas anteriormente. Essa técnica ajuda ambos, enfermeiro e paciente, a ver os fatos em perspectiva. Explorar a sequência dos fatos exige conhecimento do paciente por parte do enfermeiro[7,18].

A ansiedade causada pela doença, o isolamento e até mesmo a falta de calendário e relógio nas unidades de atendimento aos pacientes podem provocar uma distorção de tempo e espaço. Por exemplo:

> Paciente relatando a diálise renal que havia feito sem saber precisar a data correta de sua realização. O enfermeiro poderá dizer:
> Enfermeiro: *Vamos tentar organizar os acontecimentos relacionados a sua primeira diálise. Foi antes ou depois de sua demissão do trabalho?*
> Paciente: *Já fui mandado embora tantas vezes por causa da doença.*
> Enfermeiro: *O senhor começou trabalhando na firma X.* (Faz uma pausa). *Quando o senhor foi supervisor dos motoristas na firma de seu cunhado...*
> Paciente: *Espere aí. Foi quando ia começar neste lugar que fui assaltado e logo em seguida fui internado e...* (continuou explicando)*... cirurgia... logo em seguida fui para a primeira diálise.*

Outras frases que podem ajudar, sem que haja indução:

> *Isso aconteceu quando...*
> *Quando o senhor veio morar aqui, como se sentia?*
> *Tente lembrar como era antes de o senhor entrar na faculdade...*

GRUPAMENTO DE VALIDAÇÃO

Se o enfermeiro não clarificar e validar a mensagem do paciente, incorrerá no risco de agir com base em seus valores, crenças ou fazer interpretações errôneas. A validação da mensagem deve ser contínua no processo de comunicação.

A validação tem importância fundamental na verificação da compreensão das informações e orientações dadas ao paciente pelo enfermeiro e demais profissionais de saúde. Ela o ajuda a ter uma visão mais realística do mundo e a experimentar a sensação de ser compreendido[7,16,23].

Algumas técnicas de comunicação terapêutica, descritas a seguir, são úteis para a validação da compreensão do que foi dito.

Repetir a mensagem do paciente

O enfermeiro, ao repetir o conteúdo da mensagem do paciente, oferece-lhe a oportunidade de ouvir o que disse, refletir sobre o que expressou, realizar a correção das informações anteriores e acrescentar dados complementares, importantes para o plano terapêutico. O enfermeiro pode repetir usando palavras próprias, com o cuidado de não distorcer a significação dada pelo paciente à mensagem. Não há necessidade de repetir exatamente como o paciente disse. Devem-se aproveitar esses momentos para aprofundar o conhecimento do paciente. Por exemplo:

> Enfermeiro: *Por favor, ouça o que vou dizer e veja se compreendi corretamente o que você disse.*
> Enfermeiro: *Vou repetir o que o senhor disse. Se não concordar com alguma coisa, pode interromper e pedir esclarecimento.*

Pedir ao paciente para repetir o que foi dito

Ao atender à solicitação do enfermeiro, o paciente tem oportunidade de expressar novamente o conteúdo já abordado, ouvir o que está dizendo e refletir sobre o que foi falado, tendo, assim, oportunidade de corrigir as informações dadas[20]. O enfermeiro pode valer-se dessa técnica tanto para analisar melhor as frases ditas como para avaliar o conteúdo da interação. Por exemplo:

Enfermeiro: *Não foi possível para mim entender quem cuidou do senhor. Poderia repetir?*
Enfermeiro: *Estou em dúvida se entendi corretamente seus problemas aqui do hospital. Como foi que...*

O paciente sente que a atenção do enfermeiro está centrada na pessoa dele, bem como seu interesse. Não se deve usar essa técnica com muita frequência, pois pode tornar-se cansativa para o paciente. Outro aspecto a ser observado é não utilizar sempre as mesmas frases para solicitar ao paciente que repita a mensagem expressa. É preciso tomar cuidado para não perpetuar o estereótipo da comunicação verbal dos enfermeiros[25].

Pedir ao paciente para repetir o que foi dito serve tanto para ajudar na validação da mensagem por ele expressa como para verificar se ele compreendeu a mensagem emitida pelo enfermeiro. Ao partilhar a percepção da mensagem, o enfermeiro oferece oportunidade ao paciente de corrigir percepções ou informações inadequadas. Isso evita que se prossiga o cuidado com base em falsas premissas e, consequentemente, com assistência inadequada[16].

Resumir o conteúdo da interação

O enfermeiro deve ser hábil em sintetizar ideias em poucas frases, claras e objetivas.

O paciente, ao ouvir o resumo de suas ideias, pode apresentar reações não verbais, para as quais o enfermeiro também deve voltar sua atenção, pois essa forma de comunicação pode confirmar ou não o que está sendo dito. Em caso de dúvida, o enfermeiro deve averiguar o ponto que merece mais esclarecimento. Com essa compreensão mais acurada, o paciente sente-se mais fortalecido para lidar com suas necessidades e seus problemas e envolve-se ativamente nas condutas de seu tratamento, sua recuperação e reabilitação[7,16,23]. Por exemplo:

Enquanto trocava a sonda vesical do paciente, o enfermeiro aproveitou para usar esta técnica:
Enfermeiro: *O senhor foi orientado sobre a continuidade de seu tratamento, como fazer a lavagem da sonda vesical (da bexiga), e sua dieta. Ia falar com sua irmã sobre...*

Paciente: *Espera aí... quero ver melhor essas coisas. O da bexiga e da dieta entendi bem e já sei como resolver. Falei com minha irmã sobre o problema da troca da sonda. Mas vou esperar o dia da visita. Ela ficou de ver no posto de saúde se lá tem jeito. Se não tiver, vou precisar de mais orientação.*

Pode-se usar essa estratégia no início da consulta ou de algum procedimento de enfermagem, para estimular o paciente a dar continuidade a algum assunto iniciado anteriormente, relembrando que as estratégias de comunicação terapêutica devem ser associadas a todas as demais ações de enfermagem. Mesmo quando se desenvolve relacionamento terapêutico em enfermagem psiquiátrica, no qual a competência básica é a comunicação terapêutica, é preciso utilizar essa competência vinculada aos demais procedimentos que são realizados nessa especialidade.

CONSIDERAÇÕES FINAIS

Ao analisar tudo o que foi dito na descrição e exemplificação das estratégias de comunicação terapêutica, pode-se verificar que todas elas contribuem para manter o paciente em um diálogo coerente, com sequência lógica, num esforço para que ele consiga expressar suas ideias ou mensagens de forma completa e pertinente ao momento e ambiente em que ocorrem.

O uso da comunicação terapêutica é essencial para ajudar o paciente a mover-se da dependência para a interdependência e independência, dentro de suas possibilidades. O objetivo final é a autonomia do paciente para gerenciar a própria vida.

Cabe a cada enfermeiro, no seu dia a dia, seja no ensino, seja na prática ou na pesquisa, desenvolver a competência em comunicação e descobrir novas formas de tornar sua comunicação com o paciente a mais terapêutica possível, nunca permitindo que ela se torne um ato puramente mecânico, rotineiro. Deve-se lembrar sempre que o uso das técnicas tem de ser individualizado, porque cada paciente é único e o ato comunicativo não se repete. Um último chamado: não se esqueçam de que, mesmo quando os enfermeiros não falam com o paciente, estão transmitindo mensagens sobre seu modo de ser e ele é um observador perspicaz das manifestações de comportamento do enfermeiro e demais profissionais da equipe.

O enfermeiro tem de manter-se alerta aos novos paradigmas para enfrentar as mudanças características que o mundo atual oferece, ficando atento às transformações e adequando o uso das estratégias apresentadas a cada ser humano, a cada família, a cada grupo ou comunidade.

Não se pode perder de vista a essência da comunicação humana, que é tornar possível a compreensão de si mesmo, de pessoas, comunidades, povos, sociedade, para encontrar a melhor solução possível no enfrentamento dos obstáculos à melhor qualidade de vida.

Proposta para estudo

Durante aproximadamente cinco minutos, observe cada situação listada a seguir. O ideal é que a mesma situação seja registrada por diferentes grupos. Faça o registro de como ocorreu a comunicação entre:

- professor e aluno;
- enfermeiro e paciente;
- aluno (colega) e paciente;
- enfermeiro-chefe e auxiliares de enfermagem;
- enfermeiro e médico.

Em seguida, identifique as estratégias que já aprendeu até aqui, levando em conta, também, os capítulos anteriores e explique o seu uso na situação descrita. Reúna-se em sala de aula e discuta com seus colegas e com o professor. Sucesso!

Referências bibliográficas

1. Peplau HE. Interpersonal relations in nursing. Nova York: Putnam's; 1952.
2. Peplau HE. Psychotherapeutic strategies. Perspectives in psychiatric care. Hillsdale 1968;6(6):264-70.
3. Travelbee J. Intervention in psychiatric nursing: process in the one-to-one relationship. Philadelphia: Davis; 1969.
4. Carlson R. The nurse's guide to better communication. Glenvien: Scott & Foresman; 1984.
5. Bridge W, Clark JM. Communication in nursing care. Chichester: John Wiley; 1987.

6. Arnold, E. & Boggs, K. Interpersonal relationship: professional communication skills for nurses. 4. ed. Philadelphia: Saunders; 2003.
7. Hays JS, Larson K. Interacting with patients. Nova York: Macmillan; 1970.
8. Stefanelli MC, Fukuda IMK, Arantes EC. Estratégias de comunicação terapêutica. In: Stefanelli MC, Fukuda IMK, Arantes EC. Enfermagem Psiquiátrica em suas dimensões assistenciais. Barueri: Manole; 2008. p. 331-57.
9. Arantes EC, Stefanelli MC, Matsuo Y. Relacionamento terapêutico: considerações teóricas e relato de uma experiência. Rev Esc Enferm USP 1979;13(3):217-23.
10. Stefanelli MC. Importância do processo de comunicação na assistência de enfermagem. Rev Esc Enferm USP 1981;15(3):239-45.
11. Stefanelli MC, Arantes EC, Fukuda IMK. Aceitação, empatia e envolvimento emocional no relacionamento enfermeira-paciente. Rev Esc Enferm USP 1982;16(3):245-53.
12. Stefanelli MC. Comunicação enfermeira-paciente: teoria, ensino e pesquisa. [Tese.] São Paulo: Escola de Enfermagem da USP; 1990.
13. Ferraz AF. Análise de comunicação enfermeira-paciente em hospital geral. [Dissertação.] São Paulo: Escola de Enfermagem da Universidade de São Paulo; 1991.
14. Bonadio I, Tsunechiro MA, Stefanelli MC. A comunicação terapêutica no cuidado pré-natal. Rev Latino-Americana de Enferm 1997;4(1):5-20.
15. Maftum MA. A comunicação terapêutica vivenciada por alunos do curso técnico em enfermagem. [Dissertação.] Departamento de Enfermagem da Universidade Federal de Santa Catarina, Universidade Federal do Paraná; 2000.
16. Stefanelli MC. Ensino de técnicas de comunicação terapêutica enfermeira-paciente. [Tese.] São Paulo: Escola de Enfermagem da Universidade de São Paulo; 1985.
17. Corrêa RG. Visualizando possibilidade de recuperação do usuário de drogas em grupos focais. [Dissertação.] Florianópolis: Departamento de Enfermagem da Universidade Federal de Santa Catarina; 2000.
18. Ruesch J. Comunicación terapéutica. Buenos Aires: Paidós; 1964.
19. Sundeen SJ, Stuarte GW, Rankin EA, Cohen AS. Nurse-client interaction: implementing the nursing process. 6. ed. Saint Louis: Mosby; 1998.
20. Sullivan HS. The interpersonal theory of psychiatry. Nova York: Norton; 1953.
21. Bellert JL. Humor: a therapeutic approach in oncology nursing. Cancer Nursing 1989;12(2):65-70.

22. Pasquali EA, et al. Mental health nursing: a holistic approach. 2. ed. Saint Louis: Mosby; 1985.
23. Rawllins RP, Williams R, Beck CK. Mental health – psychiatric nursing: a holistical life-cycle approach. 3. ed. Saint Louis: Mosby, 1993. (Year Book.)
24. Purtrillo R. Health and professional and patient interaction. Philadelphia: WB Saunders; 1990.
25. Jourard SM. The manners of helpers and healers: the bedside manner of nurses. In: The transparent self. Nova York: Van Nostrand; 1995. p. 179-88.

7

COMUNICAÇÃO NÃO TERAPÊUTICA E DESAFIOS À COMUNICAÇÃO TERAPÊUTICA

MAGUIDA COSTA STEFANELLI

PONTOS A APRENDER

1. Discutir sobre os fatores que predispõem ao uso da comunicação não terapêutica.
2. Identificar os desafios à comunicação enfermeiro-paciente.
3. Discorrer sobre como evitar o uso da comunicação não terapêutica.

PALAVRAS-CHAVE

Comunicação não terapêutica, desafios à comunicação terapêutica.

ESTRUTURA DOS TÓPICOS

Introdução. Comunicação não terapêutica. Desafios à comunicação. Proposta para estudo. Referências bibliográficas.

INTRODUÇÃO

No desempenho de suas funções, o enfermeiro estabelece comunicação com pacientes em várias situações de agravos à saúde, submetidos a uma gama de tratamentos, vindos de diversas regiões do país e até do exterior, com diferentes crenças, valores, atitude e padrões de comportamento. Esses fatores merecem atenção especial, pois têm relação direta com o modo de ser de cada pessoa e, em geral, refletem suas condições emocionais, que podem alterar seu sentir, pensar e agir, portanto, sua comunicação. O enfermeiro tem de conhecer esses aspectos do comportamento da pessoa, perceber as nuanças de mudança de comportamento para não utilizar comunicação não terapêutica[1-5] e perceber quando os desafios à comunicação estão presentes.

A denominação de comunicação não terapêutica é utilizada porque não se trata de algo padronizado, elaborado ou criado para determinado fim, e sim de fenômenos que acontecem na comunicação humana, trazendo prejuízos para quem a usa e para o outro envolvido no processo de comunicação.

Como o enfermeiro e outros profissionais da área da saúde e quem necessita de seus cuidados também são seres humanos, a comunicação não terapêutica é frequente quando eles estão em interação, principalmente em situação que gera estresse. Quem já não ouviu em unidade de pronto-socorro, pronto atendimento ou unidade de terapia intensiva, comentários desagradáveis em relação à situação que provocou a necessidade de atendimento. A chegada de paciente alcoolista ao pronto-socorro, a chegada de paciente que tentou suicídio ou a de paciente em estado gravíssimo para ser internado em unidade de terapia intensiva (UTI) são fontes de alguns exemplos clássicos do uso de comunicação não terapêutica.

Algumas frases, enunciadas por profissionais, nas situações citadas, apresentadas a seguir, ilustram como isso ocorre, sem que seus autores estejam, no momento, conscientes de seu efeito sobre as pessoas.

Dirigindo-se à paciente alcoolista:

Você outra vez aqui? Não tem vergonha de ficar neste vai e vem.

Para pessoa que tentou suicídio:

Tiro nesse lugar não mata. Tem de ser tiro certo, na...

Se queria mesmo morrer, por que não tomou a dose certa?

Na UTI:

Não adianta fazer mais nada... é só esperar.

Esse não vai longe.

Ele não está vivo.

Este, está só com vida vegetativa.

Um paciente submetido a neurocirurgia, após a alta, comprimia sua face e seus membros superiores com forte pressão ou beliscava-os. Ao ser interrogado sobre o porquê de fazer aquilo, respondeu:

> Para ter certeza de que estou vivo. Ouvi tantas vezes que já estava morto que...

COMUNICAÇÃO NÃO TERAPÊUTICA

NÃO SABER OUVIR

Ouvir reflexivamente é uma das molas mestras da comunicação terapêutica, o contrário tem gerado inúmeros problemas para a assistência à saúde. O não saber ouvir é um tipo de comunicação não terapêutica dos mais comumente observados. Entre os fatores que podem provocar a ocorrência desse tipo de comunicação têm-se as condições emocionais e de saúde do enfermeiro, problemas pessoais ou de trabalho, dificuldade de fixação e concentração de atenção, sobrecarga de trabalho, fadiga, entre outros.

O enfermeiro sob o impacto desses fatores pode sem perceber antepor suas necessidades às dos pacientes[1-3]. Ele precisa esforçar-se para desenvolver o conhecimento de si mesmo para identificar a presença desses fatores e minimizar seus efeitos sobre a comunicação enfermeiro-paciente. A aquisição da competência interpessoal é o caminho a ser seguido para tornar efetiva a comunicação entre o enfermeiro e o paciente.

DAR CONSELHO

Dar conselho ou dizer ao paciente sobre o que ele deve pensar, como comportar-se ou o que fazer pode significar que o profissional sabe o que é melhor para o paciente e que esse é incapaz de tomar decisões, retardando o desenvolvimento de seu potencial para a independência e autonomia. Quando as pessoas dão conselho a alguém, fazem-no com base em seu conhecimento, suas crenças e seus valores. Ao paciente devem ser oferecidos elementos ou dados que permitam sua reflexão para que possa tomar suas próprias decisões de forma mais adequada[1,2,4-6].

USAR JARGÕES TÉCNICOS OU LINGUAGEM CIENTÍFICA

Usar jargões técnicos ou linguagem científica ao comunicar-se com o paciente ou na presença deste dificulta a compreensão das mensagens, gerando ansiedade e dúvidas[1,3,4]. Muitas vezes, o paciente não consegue pedir esclarecimento do que foi dito, o que pode gerar ações inadequadas quanto ao seguimento de rotinas e orientações sobre cuidado e tratamento. Para se comunicar com o paciente, o enfermeiro deve levar em conta seu repertório, sua bagagem de conhecimento e seu linguajar. Um paciente com epilepsia, em tratamento ambulatorial, por exemplo, chegou ao pronto-socorro apresentando várias crises convulsivas. Quando o enfermeiro indagou como ele estava tomando o medicamento, o familiar respondeu:

> *O primeiro remédio (analgésico) da receita ele está tomando, pois você falou que não podia ficar sem... só um... mas aquele que você disse que chama anticonvulsivante, eu não achei para comprar.*

FALSA TRANQUILIZAÇÃO

Nada deixa o paciente tão irritado, quando em estado de ansiedade intensa com a internação, o tratamento, os procedimentos invasivos ou por querer ver a filha antes da cirurgia, telefonar para sua casa para saber notícias da família, do que quando ouve do enfermeiro algumas "frases feitas" ou estereotipadas, na tentativa de tranquilizá-lo. Por exemplo:

> *Isto não é nada, é uma coisa simples.*
> *O senhor está preocupado à toa, vai passar.*
> *Quando acordar nem vai se lembrar disso.*
> *Na vida tudo passa.*
> *Eu também já passei por isso.*

Ao usar essas frases, o enfermeiro estará oferecendo falsa tranquilização, transmitindo a quem o ouve ausência de sentimento empático, que traduz falta de sensibilidade e consideração pelos sentimentos do paciente e, ainda, que não o respeita como ser humano único, com suas singularidades. A mesma experiência é vivenciada pelas pessoas de diferentes maneiras. Além de desrespeitá-lo como pessoa, tal comportamento do enfermeiro inibe a expressão do que o paciente está sentindo.

Segundo alguns autores, esse modo de comunicação tranquiliza mais quem o usa do que quem recebe a mensagem[1,6,7]. Frases feitas como essas dizem ao paciente que não há motivo para sua ansiedade.

Para ilustrar, apresentamos a seguir alguns exemplos de uma situação de internação hospitalar e com ampliação para uma situação social. Um paciente demonstrava estar angustiado por ter de fazer uma ressonância magnética.

> Paciente: *Acho que eu não vou aguentar. O que acontece quando entro no tubo? Dizem que tem um barulho de guerra lá dentro.*
> Auxiliar de enfermagem: *Não se preocupe, passa logo. Nem sei dizer quantos pacientes fazem isso por dia. Quando terminar, o senhor vai ver que não aconteceu nada.*

O paciente continuou cada vez mais ansioso e deu o sinal convencionado para interromper o exame ou dizer alguma coisa várias vezes. Teve de ser preparado de novo para repetir o exame.

Extrapolando para a situação social, citamos o exemplo de uma adolescente que, ao término de um namoro de dois anos, entrou em crise ao ouvir do pai: "Nada como uma paixão para curar a outra". A adolescente passou a chorar ininterruptamente e a expressar ideias de suicídio porque nem seu pai compreendia seu sofrimento.

JULGAR O COMPORTAMENTO

Demonstrar aprovação ou reprovação do comportamento do paciente emitindo julgamento da situação, dizer-lhe o que é bom ou o que é ruim, o que está certo ou errado retira do paciente a oportunidade de tomar as próprias decisões, com base em suas crenças e seus valores na relação que estabelece com o enfermeiro e outros profissionais.

Julgar o comportamento do paciente é, portanto, outro modo de comunicação não terapêutica[1,3,4]. Quando o enfermeiro usa adjetivos para atribuir qualidade ao que o paciente expressa, baseia-se em suas crenças e seus valores pessoais. Como o paciente passa por uma situação de aprendizagem quando vivencia a situação de doença ou de busca da promoção ou manutenção de sua saúde, esse tipo de comunicação pode impedi-lo de abrir seus horizontes para avaliar melhor os próprios valores, crenças e atitudes e mudá-los se considerar necessário.

Ao emitir julgamento, bom, ruim, certo ou errado, o enfermeiro diz ao paciente como agir e esse poderá passar a comportar-se segundo a aprovação do enfermeiro. O ideal é que o paciente chegue aos poucos a suas conclusões com o apoio do profissional.

INDUZIR RESPOSTAS

A indução de respostas é outro aspecto que merece atenção no estudo da comunicação não terapêutica. Há determinadas perguntas que o enfermeiro faz ao paciente que praticamente contêm a resposta que quer ouvir. Isso pode ocorrer de forma consciente ou não[2,4]. Perguntas que eliciam resposta com um único sim ou não também devem ser evitadas, como: "Você dormiu bem à noite?", "Você achou produtiva a reunião para...?", "Você não foi para a fisioterapia?".

A comunicação descrita a seguir ilustra como a indução ocorre. No exemplo, fica evidente o que o profissional quer ouvir como resposta. O paciente fica praticamente sem alternativa para dar outra resposta que não a contida na pergunta. É o tipo de comunicação que não estimula nem propicia a expressão verbal dos sentimentos ou pensamentos do outro.

O profissional, após ser informado que o paciente não havia coletado a urina 24 horas após tomar um medicamento que exigia tal procedimento, dirige-se a ele:

> Profissional: *A senhora colheu a urina de ontem após tomar o remédio? A senhora colheu sim, não é? Pois a senhora sabia que tinha que colher.*
> Paciente: *Colhi, sim.*

MANTER-SE NA DEFENSIVA

Manter-se na defensiva é um comportamento que pode ser observado quando o paciente refere-se ao enfermeiro com comentários contendo críticas a sua atuação ou até mesmo de âmbito pessoal. Dependendo das condições emocionais do enfermeiro no momento, ele poderá reagir de forma inadequada, com agressividade ou sarcasmo[2,3]. O profissional deve reconhecer sua falha e dizer de forma autêntica por que reagiu dessa ou daquela forma. Em seguida, poderá perguntar ao paciente o que o está levando a falar com ele daquele modo. Deve-se compreendê-lo, e não reprová-lo. Ao reagir assim, o enfermeiro oferece meios ao paciente, para que possa aprender a efetuar correções no próprio comportamento.

> Paciente: *Vai para lá... você não sabe aplicar injeção na veia.*
> Enfermeira: *Por que o senhor está dizendo isso? Eu sou muito considerada aqui. Sempre fui boa enfermeira.*

PÔR O PACIENTE À PROVA

Quando o paciente diz algo que não é verdadeiro, se o enfermeiro não conhecer formas adequadas de se comunicar, correrá o risco de pôr o paciente à prova, ou seja, contestá-lo com conotação de reprovação[1,2,4]. Por exemplo:

> Paciente: *A auxiliar não fez meu curativo hoje.*
> Enfermeiro: *Como não? O senhor acabou de me dizer que sua lesão não sangrou hoje e que o curativo estava limpo quando ela o abriu.*

O enfermeiro poderia perguntar ao paciente se ele estava preocupado com alguma coisa da lesão ou do curativo. Aproveitaria assim para ajudar o paciente a expressar suas ideias e para fazer a orientação necessária.

Outra situação que envolve paciente, aluno e auxiliar de enfermagem é descrita a seguir.

> Aluna: *A senhora está aceitando a alimentação?*
> Paciente: *Não.*
> Aluna: *Nas anotações de enfermagem consta que a senhora está aceitando toda a alimentação.*
> Paciente: *Isso não é verdade, porque eu não estou comendo.*
> Aluna: *Vou conversar com o auxiliar de enfermagem responsável pela senhora.*

Segundo o auxiliar, a paciente afirmou que estava comendo tudo e, por isso, ele havia feito a anotação. Terminou dizendo que a paciente estava mentindo e tornou-se ansioso.

Podemos observar que a aluna colocou a paciente à prova, embora tenha ido validar a informação com o auxiliar, verificando que a paciente estava certa.

MUDAR DE ASSUNTO SUBITAMENTE

A mudança súbita de assunto é uma ocorrência comum na comunicação entre enfermeiro e paciente, principalmente quando o primeiro não domina o assunto ou tem algum tabu ou preconceito vinculado ao assunto que o paciente quer abordar[2,4,5]. Esse comportamento pode ser interpretado pelo paciente como falta de atenção ou interesse por sua pessoa. Assuntos relacionados às esferas sexual, religiosa, política e também sobre a vida pessoal do enfermeiro são os que mais provocam o aparecimento desse modo não terapêutico na comunicação. Por exemplo:

> Paciente: *Estou tendo problemas com as partes do sexo. O senhor pode me ajudar.*
> Enfermeiro: *O senhor já tomou banho? Você tem que fazer exame no laboratório. Não se atrase.*

Aqui surge outra situação que exige franqueza, autenticidade do enfermeiro. Nesse caso, tratava-se do primeiro dia de trabalho do enfermeiro. Se ele não se sente preparado para falar sobre o assunto que o paciente quer explorar, deve dizer-lhe claramente que providenciará alguém para ele conversar assim que for possível e retomar o assunto do momento.

COMUNICAR-SE UNIDIRECIONALMENTE

A comunicação unidirecional[5] ocorre quando só o enfermeiro fala. Cria-se assim um monólogo, uma vez que não é dada oportunidade ao paciente de se manifestar. Algumas pessoas utilizam às vezes um modo não terapêutico para deter o controle da situação, o que é mais fácil para o profissional, pois ele detém o conhecimento. O paciente passa a ser passivo, não tendo oportunidade de esclarecer suas dúvidas e as ações da assistência continuam sendo adotadas a partir do referencial dos profissionais apenas.

DESAFIOS À COMUNICAÇÃO

O enfermeiro, ao pensar em tornar efetiva a comunicação com o paciente ou utilizá-la da forma mais benéfica possível, além de refletir sobre as conceituações e teorias da comunicação humana, comunicação terapêutica e não terapêuticas, tem também de levar em conta os desafios a elas relacionados[8-10]. Se ele não estiver consciente deles, poderá acarretar prejuízos não só para o paciente como para si mesmo, como pessoa e profissional.

O enfermeiro poderá julgar-se incompetente, frustrado e ser tomado por uma sensação de vazio diante do insucesso no desenvolvimento do processo de comunicação que não depende exclusivamente de sua atuação.

Há fatores que constituem limites ou desafios à comunicação humana. É preciso esclarecer aqui que, apesar da denominação de desafios, a autora não os considera intransponíveis, mas sim algo que precisa ser enfrentado com a ajuda de outros conhecimentos, do trabalho interdisciplinar, do desenvolvimento tecnológico-científico, entre outros.

Os desafios à comunicação são fatores que podem impedir, limitar ou retardar o desenvolvimento do processo de comunicação entre as pessoas[1,3,6-10], bem como entre profissionais e pacientes ou clientes, na relação entre professor e aluno e na vida pessoal ou social.

LIMITAÇÃO DO EMISSOR OU RECEPTOR

A limitação do emissor ou receptor localiza-se em quaisquer dos elementos do chamado "aparelho de comunicação", que inclui aparelho fonador, capacidade de escrutínio, memória e tomada de decisão[1,7-10]. A causa decorre, em geral, por deficiência orgânica, da memória, da atenção ou do raciocínio.

A limitação pode estar então na incompreensão da mensagem, na dificuldade na sua recepção decorrente de deficiência orgânica dos órgãos dos sentidos como audição, visão ou tato, ou seja, pela falta de capacidade ou habilidade para ouvir, ver ou sentir.

O receptor que não tem alteração alguma dos órgãos receptores de mensagem pode estar com toda sua capacidade de atenção direcionada para outro problema que não o que está sendo tratado.

Por último, percebe-se que a falta de senso de oportunidade passa a constituir-se um desafio à comunicação se não for sanada. Se o enfermeiro falar rapidamente, o paciente terá dificuldade em apreender e compreender toda a informação dada, por deficiência de audição, percepção e demora na decodificação da mensagem, entre outros fatores.

FALTA DE CAPACIDADE DE CONCENTRAÇÃO DA ATENÇÃO

A falta de capacidade de concentração da atenção pode surgir como desafio em consequência do desvio da atenção do receptor por qualquer ruído que ocorra no ambiente no qual acontece a comunicação[1,4,8-10].

O grau de limitação da capacidade de concentrar a atenção varia de uma pessoa para outra. Existem fatores que levam a esse comportamento, como problemas orgânicos, tensão ambiental ou subjetiva e desconhecimento do linguajar utilizado.

Estímulos ambientais como frio ou calor, ruídos, dependendo da intensidade, são geradores de desconforto e contribuem decisivamente para essa limitação.

PRESSUPOSIÇÃO DA COMPREENSÃO DA MENSAGEM

Pressupor que o paciente compreende a mensagem ocorre com uma frequência muito maior do que se imagina[2,8]. A própria formação do enfermeiro e dos profissionais de saúde, em geral, propicia essa forma de agir. O profissional recebe uma gama tão grande de conhecimento sobre preservação e manutenção da saúde, tratamentos de doenças e recuperação do doente que, ao emitir as mensagens para explicar ao outro o que está sendo feito ou ao orientar sobre rotinas, tratamentos, procedimentos diversos, supõe que a pessoa que o ouve compreende tudo que foi dito e demonstrado, não necessitando de mais explicações ou validação da compreensão das mensagens enviadas e recebidas.

O sentido das palavras ou dos gestos utilizados e a incoerência entre a comunicação verbal e não verbal bloqueiam o processo de comunicação. É um desafio mais cognitivo, que, em geral, decorre da falta de conhecimento do enfermeiro sobre o repertório e o linguajar do paciente. O profissional tem de esforçar-se por conhecer o vocabulário do paciente, pedindo esclarecimentos, quando não o compreende, e verificando se o outro entendeu o que foi dito.

IMPOSIÇÃO DE ESQUEMA DE VALORES

A questão cultural faz-se presente também em relação aos desafios para a comunicação efetiva. A imposição de esquema de valores é uma delas[1,3,8]. Crenças, valores, atitudes e padrões de comportamento são determinados ou adquiridos de acordo com a cultura de cada povo.

Quando os valores entre o emissor e o receptor são discrepantes, pode-se dizer que se está diante de um desafio. Ambos, como seres humanos únicos, têm o direito de ter as próprias crenças, mas deve haver respeito mútuo, cabendo ao profissional, como terapeuta, a responsabilidade de sua manutenção.

O profissional de saúde precisa conhecer a si mesmo e saber como ele é quando se comunica face a face com uma pessoa com valores diferentes, para evitar que, até inconscientemente, imponha seus valores ao paciente.

Alguns temas que surgem frequentemente no desempenho da profissão do enfermeiro tornam-se verdadeiros dilemas éticos. Por exemplo, transfusão sanguínea quando a religião não permite o emprego desse recurso; mãe solteira; aborto, seja o considerado terapêutico ou não; controle de natalidade ou planejamento familiar, que não são aceitos por muitas pessoas, sejam pacientes ou profissionais.

AUSÊNCIA DE LINGUAJAR COMUM

Se falta um linguajar comum, não haverá compreensão da significação da mensagem nem, portanto, comunicação efetiva[1,3,5,8-10]. Para exemplificar, basta imaginar uma paciente que só fala japonês sendo assistida por um enfermeiro que só fala português. Torna-se impossível fazer o histórico e diagnóstico de enfermagem e, consequentemente, prestar assistência adequada.

INFLUÊNCIA DE MECANISMOS INCONSCIENTES

A influência de mecanismos inconscientes ou parcialmente conscientes apresenta-se tanto por parte do paciente como do enfermeiro[3,5,6,8-10]. Há pacientes que não aceitam a doença e o sofrimento, dizendo que nunca foram ao médico, que não precisam de cuidados, que têm saúde de ferro. Qualquer tentativa de convencê-los de sua doença ou de sua gravidade, se for esse o caso, não será compreendida, porque, de acordo com seu autoconceito, são pessoas que não ficam doentes.

Os enfermeiros também sofrem influência desses mecanismos. Por exemplo, um enfermeiro que tem familiar alcoolista, que provoca distúrbios no relacionamento familiar, dificilmente conseguirá trabalhar com um paciente que tenha comportamento semelhante sem reprová-lo, sem recriminá-lo. Muitas vezes, não consegue sequer explicar o porquê de seu comportamento. O contrário também pode ocorrer. Na mesma situação, surge, às vezes, a superproteção. Esses mecanismos precisam ser explorados e clarificados.

Proposta para estudo

- Forme um grupo e tente lembrar quantas vezes a comunicação não terapêutica esteve presente nas suas relações com o paciente e no ambiente familiar, escolar, social e profissional. Como isso poderia ser mudado? O que deveria ter sido feito?

Referências bibliográficas

1. Stefanelli MC. Comunicação com o paciente: teoria e ensino. 2. ed. São Paulo: Robe; 1993.
2. Hays JS, Larson K. Interacting with patients. Nova York: Macmillan; 1970.
3. Sundeen JS, Stuart GW, Ranbin FAD. Nurse-client interaction: implementing the nursing process. 6. ed. Saint Louis: Mosby; 1998.

4. Rawllins RP, Williams R, Beck CK. Mental health – psychiatric nursing: a holistical life-cycle approach. 3. ed. Saint Louis: Mosby; 1993. (Year Book.)
5. Bradley JC, Edinberg MA. Communication in the nursing context. 3. ed. Norwalk: Appleton & Lange; 1990.
6. Sullivan HS. The interpersonal theory of psychiatry. Nova York: Norton; 1953.
7. Ruesch J. Comunicación terapéutica. Buenos Aires: Paidós; 1964.
8. Parry J. Psicologia da comunicação humana. São Paulo: Cultrix; 1972.
9. Varcarolis EM. The clinical interview and communication skills. In: Varcarolis EM, Carson VB, Shoemaker NC. Foundations of psychiatric mental health nursing: a clinical approach. 5. ed. Saint Louis: Saunders Elsevier; 2006. p. 191-76.
10. Stefanelli MC, Fuluda IMK, Arantes EC. A comunicação não terapêutica e desafios à comunicação terapêutica na enfermagem. In: Stefanelli MC, Fuluda IMK, Arantes EC. Enfermagem psiquiátrica em suas dimensões assistenciais. Barueri: Manole; 2008. p. 358-70.

8

HABILIDADES DE COMUNICAÇÃO PARA A COMPETÊNCIA CLÍNICA: ESTRATÉGIAS DE ENSINO E APRENDIZAGEM

Maria Márcia Bachion
Emilia Campos de Carvalho

Pontos a aprender

1. As habilidades de comunicação valorizadas na clínica em saúde.
2. As estratégias de ensino de habilidades de comunicação.
3. Relação entre as habilidades de comunicação e a atividade clínica da enfermagem.

Palavras-chave

Comunicação em saúde, ensino, competência profissional, clínica, educação, pesquisa.

Estrutura dos tópicos

Competência comunicativa: requisito para a prática clínica. Habilidades de comunicação e o processo de ensino aprendizagem. Habilidades de comunicação no contexto da atividade clínica. Considerações finais. Propostas para estudo. Referências bibliográficas.

COMPETÊNCIA COMUNICATIVA: REQUISITO PARA A PRÁTICA CLÍNICA

O interesse na comunicação como requisito para a formação e o desenvolvimento pessoal e profissional é comum em diversas áreas da saúde[1-6]. Os estudos utilizados na elaboração deste capítulo originaram-se da enfermagem, medicina, farmácia e odontologia. Os conhecimentos e as reflexões produzidos em cada uma dessas áreas podem ser úteis para as demais, assim, as ideias de autores de áreas distintas da enfermagem serão apresentadas sem nenhuma distinção.

Prestar atendimento em saúde exige do profissional distintas competências, destacando-se a clínica e a comunicativa[3-11]. Para desenvolver competências, a pessoa (seja aluno ou profissional) precisa mobilizar conhecimentos, habilidades, destrezas e criatividade[8,12-18], associados a atitudes e compromissos adequados, o que resultará na sua capacidade de exercer uma atividade e lhe possibilitará uma participação consciente e crítica no âmbito do trabalho e sua autorrealização[19,20].

A competência clínica inclui habilidades consideradas básicas e avançadas. São básicas as habilidades de comunicação, realização de entrevista compreensiva e de exame físico, apresentação oral do caso, documentação de informações, trabalhar como membro de uma equipe e receber *feedback*. As habilidades avançadas incluem: planejamento e preparação da avaliação do estado de saúde da pessoa que está sendo cuidada, direcionamento do foco de obtenção dos dados, realização de exame físico específico, apresentação oral focada em tópicos específicos de acordo com o contexto, documentação coerente com roteiros ou modelos, raciocínio clínico e estabelecimento do diagnóstico[10]. A estas podem ser acrescentadas: relacionar os dados de um caso com os conhecimentos das ciências básicas e dos modelos ou teorias de enfermagem, elaborar uma proposta de um plano terapêutico, discutir com o cliente e sua família (quando for o caso) a proposta de seu plano terapêutico, usar a relação interpessoal como estratégia de intervenção, desenvolver e executar o plano terapêutico naquilo que é de sua responsabilidade e avaliar os resultados do plano terapêutico implementado.

A competência comunicativa requer habilidades de comunicação, que, por sua vez, implicam a apreensão de técnicas que ficam disponíveis no repertório da pessoa para mobilização quando for apropriado. As habilidades de comunicação estão relacionadas a outras atitudes e competências, de forma dinâmica. Assim, não se trata de uma lista estática de "como fazer para se comunicar de forma eficiente".

Sabe-se que diferentes fatores interferem nessa relação entre as pessoas, sejam aqueles inerentes aos interlocutores, como a maturidade pessoal, a disponibilidade interna para o encontro, os repertórios linguístico e cultural, a relevância do tema, o ambiente ou a situação que está sendo vivenciada, como a própria finalidade da interação.

Para comunicar-se adequadamente, o profissional precisa respeitar o outro e dialogar considerando as necessidades, as potencialidades e as vivências do seu interlocutor e as possíveis interveniências do ambiente, da situação e dos aspectos culturais, físicos e cognitivos de si e do outro.

Favorecer condições para que o outro possa expressar suas emoções, necessidades e opiniões e empregar técnicas e comportamentos adequados ao prestar informações sobre ações e procedimentos ou auxiliar no enfrentamento de situações críticas são exemplos dessa complexa ação de se comunicar no cenário da atenção à saúde.

As habilidades de comunicação desejadas na prática clínica, segundo Maguire e Pitceathly[21], incluem: descobrir os principais problemas do paciente e suas percepções sobre esses problemas, além do impacto físico, emocional e social que eles causam a esse indivíduo e a sua família; apresentar informações que o paciente precisa saber e checar a compreensão dele sobre isso; identificar as reações do paciente às informações dadas e suas preocupações principais; determinar o quanto o paciente quer participar da tomada de decisão (quando as opções terapêuticas são disponibilizadas); discutir as opções de tratamento de modo que o paciente entenda as implicações; maximizar as chances de o paciente seguir as decisões acordadas sobre o tratamento e as recomendações sobre mudanças no estilo de vida.

Para Egener[22], o conjunto de habilidades de comunicação compreende: obter a perspectiva de outra pessoa (identificando o sistema de crenças, emoções e expectativas de comportamento); reconhecer a perspectiva do outro (realizando escuta ativa e usando habilidades de empatia); apresentar suas próprias perspectivas, crenças e expectativas; procurar objetivos comuns (identificando a situação que ambos estão tentando resolver e, então, negociando o alcance dos objetivos); estabelecer limites em termos profissionais, com base em diretrizes e documentos de políticas nacionais (focalizando no que está dentro dos limites e não no que está fora deles).

É possível ganhar competência comunicativa a cada novo dia. No contexto da prática clínica, do ensino e da pesquisa, entre as habilidades a serem desenvolvidas, dentro do estudo de Braga e Silva[3], identificam-se: perceber quando expressar sua opinião e ter o cuidado de saber os momentos em que pode expressá-la e quando é melhor ficar em silêncio; escutar os outros com atenção; oportunizar a expressão do outro; estar atento à comunicação não verbal, o que inclui o olhar, os gestos, a postura do corpo, os objetos que a pessoa usa e sua atitude, entre outros; ter consciência das mensagens verbais e não verbais emitidas no processo de interação; perceber, para além das palavras, o que as pessoas querem comunicar; confirmar quando a intenção da ação comunicativa foi alcançada ou não; ser capaz de eliminar barreiras da comunicação, como ruídos ambientais, crenças, emoções e sentimentos das pessoas envolvidas; ser capaz de mostrar afetividade, o que envolve empatia, sensibilidade, flexibilidade, entre outros; desenvolver o autoconhecimento.

Baumann et al.[23] desenvolveram uma escala para avaliar a percepção do paciente sobre as habilidades de comunicação terapêutica do profissional no contexto da prática clínica e nessa lista de habilidades incluíram: separar tempo para ouvir o paciente; fazer tudo para que o paciente possa confiar nele (no profissional); explicar a finalidade do tratamento; levar em conta as preferências do paciente nas prescrições; demonstrar respeito; dar informação sobre os efeitos colaterais da medicação; salientar quais medicações são mais importantes; esclarecer qualquer dúvida quando o paciente mostrar dificuldade de compreensão; usar palavras simples nas explicações; oferecer novo tratamento; escrever a prescrição legivelmente para o paciente; permitir que o paciente faça perguntas; dar incentivo à pessoa para manter-se no tratamento; aconselhar quanto à prevenção (alimentação, exercícios, entre outros); demonstrar segurança ao realizar o trabalho.

Como a competência comunicativa é fundamental para as profissões relacionadas à saúde, muitos pesquisadores têm se dedicado a estudar as habilidades de comunicação e o processo de ensino-aprendizagem de alunos e profissionais, incluindo docentes[1,2,13-15,17,18,24-27], a partir da avaliação das habilidades comunicativas dos alunos[5,28,29], do acompanhamento do desenvolvimento de sua competência comunicativa[22,30,31], das habilidades comunicativas necessárias para iniciar a prática clínica[10] e da relação entre o grau de adesão dos pacientes ao tratamento e sua percepção das habilidades de comunicação terapêutica dos profissionais que lhe prestaram atendimento[23].

Para o desenvolvimento das habilidades comunicativas, diversas estratégias de ensino são apontadas, buscando uma aproximação entre o aprendiz e a realidade que vivenciará na prática clínica. As oportunidades de aprendizado podem estar em disciplinas ou *workshops* específicos ou vivências ao longo das disciplinas que compõem o currículo.

HABILIDADES DE COMUNICAÇÃO E O PROCESSO DE ENSINO-APRENDIZAGEM

Ao se tratar sobre habilidades de comunicação e processo ensino-aprendizagem, estão sendo referidos tanto o ensino de habilidades de comunicação especificamente, como o processo de ensino-aprendizagem de outros temas, em que as habilidades e as atitudes comunicativas do professor exercem influência.

No contexto da clínica, os professores favorecem o clima de aprendizagem quando investem no relacionamento com os alunos, fazem perguntas, comunicam informações complexas de modo claro e proporcionam *feedback* significativo. Com base nessas premissas, Beckman, Mark e Lee[26] propuseram uma abordagem colaborativa para o ensino clínico. Essa abordagem inclui quatro componentes, que os autores consideram essenciais, e que serão apresentados a seguir:

1. Estabelecer relacionamento com o aprendiz – utilizar uma abordagem compreensiva, proporcionar um clima positivo para a aprendizagem, realizar perguntas de complexidade progressiva e ajudar o aluno a construir seu próprio conhecimento. Para isso, o professor deve usar questões em vez de frases, aguardar os longos segundos necessários à resposta do

aluno e estudar suas respostas não verbais durante sua explanação. Nesse contexto, o *feedback* deve ser significativo, ou seja, é preciso balancear os comentários positivos com aqueles que refletem necessidade de correção por parte do aluno, ser interativo no sentido de encorajar o aluno à autorreflexão e ser empático, considerando o contexto e a oportunidade para sua realização.

2. Diagnosticar o aprendiz – identificar as deficiências de conhecimento e aprendizagem do aprendiz. Se o clima de aprendizagem é positivo, o aluno se sente mais confortável para revelar suas limitações. Esse diagnóstico é especialmente importante para que o aprendiz possa evoluir em sua aprendizagem clínica.
3. Usar estruturas de ensino que engajem os aprendizes – entre essas estruturas, os autores citam a SNAPPS, um acrônimo para Sumarizando o histórico e o exame, estreitando o diagnóstico diferencial entre várias possibilidades (*Narrowing*), Analisando o diferencial pelas opções de comparação e contraste, sondando o preceptor por meio de perguntas sobre ambiguidades e diferentes abordagens (*Probing*), Planejando a condução do caso e Selecionando um tópico específico para autoaprendizagem.
4. Desenvolver *scripts* de ensino e filosofia pessoal – quando o aluno está diante de uma situação clínica que ainda não vivenciou, pode não conseguir fazer o raciocínio diagnóstico adequadamente, porque ainda não conhece determinadas estruturas da disciplina. O professor pode apresentar a regra ou a estrutura geral (mediante notas, diagramas e documentação eletrônica) e convidar o aluno a examinar o caso dentro dessa estrutura e elaborar sua impressão diagnóstica.

O desenvolvimento da autopercepção e do autoconceito positivos é fundamental para o sucesso do ensino de habilidades de comunicação no contexto da clínica[32]. Assim, é necessária uma especial ênfase nesses aspectos.

A aprendizagem assistida por pares pode ser utilizada tanto para o ensino de habilidades de comunicação, quanto para qualquer outro tópico. Ela resulta em um ambiente favorável ao aprendizado e no intercâmbio entre as pessoas envolvidas no processo de ensino (tutores e alunos) e favorece a comunicação do aluno, que se sente seguro e confortável para fazer perguntas e dizer o que pensa[33]. Essa estratégia implica, por sua vez, habilidades de comunicação dos tutores envolvidos[14], pois não é fácil dar e receber *feedback*[18].

A participação de atores profissionais ou amadores para desempenhar o papel de pacientes no processo de formação de profissionais de saúde é comum em alguns países e é vista de modo positivo. No formato comum do processo de *role-playing*, os alunos podem interagir entre si ou com os atores que simulam pacientes padronizados numa situação específica ou que podem apresentar uma narrativa como se estivessem numa consulta; após essa atividade, é proporcionado ao aluno *feedback* ou avaliação. Modificações no modelo clássico podem ser realizadas, como alterar o padrão da narrativa do ator, sem interrupção na consulta fictícia, para uma consulta intermediada por um moderador. Nessa técnica, há forte reflexão dos aprendizes que estão na "plateia" sobre a ação do profissional. Em outra possibilidade de organização da cena, todos os aprendizes podem fazer perguntas ao "paciente" ao longo da consulta[21,34]. Os atores que interpretam pacientes podem ser treinados para avaliar as habilidades comunicativas dos alunos[28].

A estratégia de utilização de pacientes padronizados (representados por educadores ou atores) em atividades de ensino com objetivos específicos relacionados a habilidades clínicas apresenta variações, sendo denominada OSCE (*objective strutured clinical examination*). Essa estratégia tem sido utilizada em várias áreas da saúde[6,29].

A utilização de *workshop* para o ensino de habilidades de comunicação pode encorajar uma aprendizagem transformadora. Nesse contexto, há potencialidade de ocorrer eventos catalíticos que provocam *insights* significativos para os aprendizes. Isso significa que os alunos poderão aprender mais do que uma coletânea de habilidades[27].

O desenvolvimento da consciência de si no processo interativo é extremamente importante, tanto para professores como alunos, e pode ser ensinado na fase inicial da graduação, quando o docente começa a introduzir o aluno na entrevista clínica, devendo continuar de modo progressivo ao longo do tempo[35].

A apresentação de casos é comum no ensino clínico, contudo, pouca atenção é dada ao ensino de habilidades para apresentações orais. Como estudantes e professores têm diferentes percepções das apresentações orais de casos, a forma de conduzir seu comportamento também é distinta nessa atividade. Estudantes tendem a fazer a apresentação na ordem que conduziram a entrevista, com base em suas preferências e sem conseguir explicitar a estrutura de regras na qual se basearam. Geralmente apresentam uma enormidade de informações, sem conseguir priorizar o que é relevante para a situação ou o contexto em que o caso está sendo apresentado. As habilidades desejadas nessa situação incluem apresentar os casos como uma forma flexível de comunicar dados e detalhes que servirão de base para o raciocínio diagnóstico e terapêutico, selecionando a natureza e a quantidade de informações relevantes para a situação em que está ocorrendo a apresentação do caso. Assim, ajudar o aluno a perceber e selecionar informações para apresentações orais, de acordo com sua relevância clínica e contextual, deve ser um processo explícito, de modo a contribuir ainda mais para a aprendizagem do aluno[36].

Na área de ensino, um tópico que é ainda mais complexo do que ajudar o aluno a ganhar habilidades de comunicação é favorecer a correção de habilidades inadequadas. Egener[22] desenvolveu um modelo de *coaching* para ensinar pessoas com habilidades inadequadas de comunicação. Nesse modelo, um conjunto de habilidades é progressivamente integrado às atividades profissionais, ao mesmo tempo em que ele recebe suporte.

HABILIDADES DE COMUNICAÇÃO NO CONTEXTO DA ATIVIDADE CLÍNICA

O estudo de Baig, Violato e Crutcher[17] indica que algumas habilidades de comunicação são generalizáveis (i. e., são igualmente expressas nos contextos da prática clínica), enquanto outras são específicas para cada situação.

Assim, é preciso identificar o que é especialmente importante nas situações clínicas e quais habilidades são demandadas no seu contexto e, ainda, como as habilidades gerais podem ganhar especificidade em diferentes contextos[5] e como as habilidades adquiridas podem ser usadas em situações clínicas diferentes[16].

Conversar sobre temas potencialmente embaraçadores, como a sexualidade, demanda a integração de conhecimentos, atitudes e habilidades. Nesse campo, a aprendizagem e o desenvolvimento das habilidades de comunicação são fundamentais. Pode-se alcançar aprendizagem significativa usando dramatização filmada, na qual participam os aprendizes e os atores que desempenham o papel de pacientes, que trabalham em duplas e que rodam como num carrossel. Faz-se também análise dos vídeos. Na discussão, os alunos falam sobre os comportamentos sexuais que eles acreditam estar dentro ou fora das normas sociais. Nesse tipo de exercício, os alunos exploram a linguagem técnica e coloquial e as gírias em vários contextos e pensam sobre sua própria sexualidade[38].

Quando o profissional de saúde presta atendimento a pessoas de culturas ou grupos culturais diferentes do seu, precisa de atitude empática, curiosidade e respeito pelos pensamentos, pela linguagem, pelos costumes, pelas crenças e pelas instituições desses pacientes. Assim, o profissional deve tentar compreender o significado da doença e as crenças e os costumes de tratamento dos problemas de saúde de cada cultura. Para tornar-se competente culturalmente, ele necessita desenvolver a capacidade de tornar-se autoconsciente, ou seja, estar consciente e atento aos seus próprios valores, crenças e comportamentos culturais, e de como isso afeta a interação com as pessoas que precisam de cuidados. Aceitar as diferenças e a diversidade também constitui habilidade para desenvolver a competência cultural. É preciso ter consciência de que, pelo simples fato de ser um profissional de saúde, ele pode gerar uma diferença de poder, com base na qual, às vezes, tenta convencer as pessoas do que é melhor para elas. É preciso estar vigilante para não cair nessa armadilha. Estar aberto a diferentes abordagens para os mesmos problemas, de modo a adaptar-se às necessidades e às preferências dos pacientes também é um grande desafio para a competência cultural[39].

Assim, há situações em que desenvolver ações de educação em saúde representa um grande desafio, que necessita de estratégias criativas e inovadoras. Fuller et al.[40] desenvolveram o futebol da saúde como estratégia bem-sucedida para um programa de promoção de saúde para crianças africanas, em que 45 minutos eram destinados ao jogo de futebol propriamente dito e os demais 45 minutos à abordagem de questões de saúde, focando em um fator de risco específico em cada sessão. Por outro lado, pode-se levar anos para desenvolver e validar recursos audiovisuais e se identificar temas significativos e informações desejadas pelos aprendizes[41].

Para vários estudiosos[17,25,42], cuidar de pessoas no fim da vida desafia as habilidades de comunicação do profissional, especialmente para dar más notícias, lidar com a dor do paciente e apresentar diretivas antecipadas sobre o que está por vir. Torke et al.[42] desenvolveram processos de aprendizagem com o objetivo de desenvolver as habilidades de comunicação dos alunos nessas áreas. O processo de comunicar más notícias envolveria a preparação e a apresentação da notícia, que incluem pedir permissão para falar com o paciente, verificar o entendimento do paciente sobre o problema, determinar o quanto o paciente sabe e o quanto ele quer saber, prepará-lo para introduzir a notícia ("Creio que trago más notícias...") e, por fim, apresentar a notícia, sem usar termos técnicos. Segundo esses autores, lidar com um paciente que tem dor requer saber se foi escolhida a medicação apropriada, na dose adequada, além de demonstrar preocupação, envolvimento e empatia. A estratégia proposta para desenvolver essas habilidades foi o teatro de leitores (*Reader's theater*), que é uma forma de *role-playing*.

Na atividade clínica em oncologia, é comum que o profissional seja demandado para conversar sobre assuntos de difícil abordagem. Uma técnica simples, referida como muito útil nesse contexto, é a técnica *ask-tell-ask*[43], que compreende:

1. *ask* – pergunte ao paciente qual é sua dúvida, seu questionamento ou seu tema de interesse;
2. *tell* – diga com franqueza, e utilizando a linguagem apropriada, o que precisa informar. Dê tempo ao outro para assimilar e entender o que foi dito;
3. *ask* – pergunte ao paciente se ele entendeu o que você disse e confirme se ele entendeu de forma apropriada (p. ex., como ele procederá em relação à notícia em casa, o que fará ou dirá aos outros etc.).

Nesse cenário, dentre os aspectos mais valorizados pelos pacientes na comunicação, estão aqueles que os fazem sentir-se guiados, que contribuem para o estabelecimento da confiança e que apoiam a esperança. Nesse sentido, além da técnica anteriormente citada, há outra que favorece o reconhecimento e a aceitação das emoções do paciente: a "Conte-me mais...", na qual o profissional estimula a verbalização do paciente. É possível incluir ainda nesse conjunto, a técnica NURSE (acrônimo para *Naming*, *Understanding*, *Respecting*, *Supporting* e *Exploring*), que envolve[43]:

- nomear a emoção do paciente, de modo a evidenciar que o profissional de saúde está atento ao que ele está experenciando;
- entender – explicitar se compreendeu ou não e o que é o sentimento do paciente;
- respeitar – manifestar seu respeito ao sentimento do outro (verbal e não verbalmente);
- dar suporte – explicitar que estará junto ao paciente e estimular formas de enfrentar a situação;
- explorar – interessar-se pela questão central ou pelo foco de preocupação do paciente.

Na fase inicial de formação dos profissionais de saúde, as primeiras imersões no cenário da prática clínica demandam organização de clima favorável de aprendizagem por causa do grande potencial de estresse dessas experiências para o aluno[44]. Além disso, é preciso que os docentes tenham clareza das habilidades comunicativas que esperam dos alunos em cada fase e que isso seja coerente com o que os alunos esperam, de modo a não gerar incongruências de expectativas, que também podem gerar estresse[10].

Nessa introdução do aluno na prática clínica, algumas instituições fazem parcerias com profissionais da área, que atuam como facilitadores. Para que a aprendizagem seja positiva, esses facilitadores devem estar bem preparados para a realização dessa atividade e receber o suporte necessário, uma vez que esses profissionais da prática se configuram em modelos para os alunos, tanto em relação ao exercício profissional como no modo de se comunicar[13,45].

Preparar o ambiente de aprendizagem clínica requer dos preceptores ou facilitadores planejamento de ações e organização logística para otimizar a atividade de assistência, pela qual eles são responsáveis, integrando as atividades de ensino a que se propuseram no seu cenário de prática. As expectativas do preceptor e dos alunos e os objetivos de ensino e aprendizagem devem ser claramente comunicados. Os progressos dos alunos precisam ser apresentados logo que possível e deve ser encorajada a autorreflexão diária dos alunos nesse sentido. Isso ajuda o preceptor a manter o foco nas necessidades de aprendizagem dos aprendizes e a adequar o processo de ensino. Como não poderá estar o tempo todo em contato direto com cada um dos alunos, o preceptor pode planejar momentos de observação intermitente, assim pode acompanhá-los em diferentes atividades e depois discutir com eles suas observações. As responsabilidades dos alunos devem ser ampliadas conforme o preceptor julgue que eles já podem avançar e que estão prontos para contribuir mais para o cuidado do paciente[46].

Entre as possibilidades de o aluno acompanhar seu próprio desenvolvimento ao longo da sua formação é o uso de portfólios, desde que adequadamente utilizados[30].

Uma forma criativa de contribuir para o relacionamento entre alunos e preceptores no cenário da prática clínica, para além de diretivas do que deve ser feito, que favorece a discussão construtiva entre ambos, no contato direto com o paciente, e a aprendizagem do aluno e proporciona melhor cuidado ao paciente, envolve o acrônimo iCARE. Numa versão adaptada, iCARE para o preceptor significa:

- indagar o aluno sobre o histórico do paciente e sua condição atual, e os diagnósticos e o plano terapêutico que ele propôs;
- cultivar o uso de evidências, ou seja, solicitar ao aluno que apresente as bases científicas e pesquisas que sustentam seu julgamento e suas propostas de ação;
- avisar o aluno sobre aspectos omitidos, negligenciados ou esquecidos, indicando textos para leitura sobre aquele assunto, chamando a atenção do aluno para a elaboração de um quadro geral e lembrando-o sobre casos semelhantes;
- reforçar o que o estudante fez bem, antes de abordar o que precisa ser melhorado;
- empoderar o aluno, encorajando-o para que ele, ao final da discussão, reflita, proponha as próximas ações na condução do caso e se responsabilize por elas.

Para o estudante, iCARE representa:

- iniciar a apresentação do paciente, do seu diagnóstico e do seu plano terapêutico, permitindo que o preceptor analise as habilidades e os conhecimentos do aluno;
- contribuir com evidências que sustentem o diagnóstico e o plano terapêutico;
- aplicar princípios identificados para outros casos, relacionando conceitos;
- refletir sobre o que foi feito e o que pode ser melhorado;
- executar o plano terapêutico, descrevendo-o antes para o paciente, ao explicar as ações pretendidas e ao construir um processo de tomada de decisão compartilhada, em que, com base nas informações apresentadas, o paciente decida sobre o que concorda[47].

Nesse sentido, os alunos e profissionais devem se comunicar claramente com o paciente, o que inclui não só a comunicação oral (uso de material escrito, de desenhos, entre outros), e se expressar sem usar jargões técnicos. As informações devem ser relevantes culturalmente e deve-se assegurar que houve compreensão dos pacientes sobre os tópicos abordados[48].

Escalas podem avaliar a qualidade da relação profissional-paciente no contexto clínico e servir de base para o acompanhamento da evolução dos aprendizes em programas de ensino[9], bem como favorecer a adesão dos pacientes ao tratamento[23].

O encontro clínico com pessoas que não conseguem expressar de maneira lógica o que pensam e sentem, como aquelas que sofrem transtornos mentais graves, é extremamente complexo para o aluno iniciante. Essas pessoas podem apresentar doenças crônicas não transmissíveis, precisando de atendimento fora do contexto da atenção à saúde mental, e sua abordagem pode ser bem mais complicada do que aquela realizada nos demais tipos de pacientes. As possíveis estratégias de ensino devem ajudar os alunos a lidar com seus medos de que o paciente seja violento, com a repulsa quando encontram um paciente que, além do quadro de desordem mental, apresenta odor ou hálito desagradável, e com o conflito de terem consciência desses sentimentos, e, ao mesmo tempo, reconhecer que aquele paciente é uma pessoa e que ele precisa de atendimento. Os educadores devem reconhecer os medos dos alunos, a complexidade de suas emoções e sua falta de maturidade pessoal, clínica e científica, para então pensar em estratégias que possam contribuir para a aprendizagem das habilidades necessárias[49].

Quando se pensa em habilidades de comunicação é preciso contextualizar: quem é o(a) interlocutor(a)? Qual é a atitude dele(a) em relação ao diálogo?

Para alcançar os melhores resultados com o cuidado, é necessária a comunicação entre diferentes categorias profissionais, de modo a exercer influência em prol dos interesses do paciente[24]. Isso nem sempre é fácil. Hassan[50] desenvolveu uma estratégia que inclui a criação de um instrumento de ensino de habilidades de comunicação para alunos, prevendo três tipos de interlocutores: passivo, agressivo e assertivo. O autor reconhece que não consegue resolver todos os problemas que geralmente se apresentam, mas é possível avançar progressivamente.

Na Estratégia Saúde da Família, a comunicação entre profissionais é a base da organização do processo de trabalho, assim, habilidades de comunicação relativas à capacidade de liderança podem influenciar positivamente a equipe. Tais habilidades e sua relação com a liderança precisam ser estudadas e contempladas no processo de formação, com vista à formação da capacidade dialógica dos alunos e profissionais[4].

As habilidades de comunicação entre trabalhadores de diferentes disciplinas não têm sido contempladas no ensino em saúde[13,51]. Um modelo proposto para a comunicação interdisciplinar é conhecido como SBAR[51]. Trata-se de um jogo para treinar a atenção e padronizar, ampliar e favorecer a comunicação entre a equipe de enfermagem. Basicamente, a proposta considera quatro elementos:

- *situation* (situação) – declaração do que está acontecendo no tempo presente, que desencadeou o SBAR;
- *background* – informação que coloca a situação no contexto e explica as circunstâncias que levaram à situação;
- *assessment* – declaração das ideias do comunicador sobre o problema;
- *recomendation* – recomendação do que deveria ser feito para corrigir o problema, por quem, quando e de que forma.

O SBAR pode ser aplicado em situações de cenários clínicos em que pessoas fazem o papel de pacientes, possibilitando ricas oportunidades de aprendizado.

As estratégias de ensino têm se concentrado no desenvolvimento da comunicação oral e pouca atenção tem sido dada no desenvolvimento da comunicação escrita no contexto da formação de competência clínica[52]. A documentação de dados relativos ao estado de saúde das pessoas junto a quem é realizado o cuidado, às decisões diagnósticas e terapêuticas e às intervenções realizadas e aos seus resultados requer habilidade de comunicação escrita, que é distinta da comunicação oral. Assim, ela também deve ser contemplada nas atividades de ensino.

Finalmente, retoma-se a premissa de que as habilidades de comunicação são mais do que "como ou o quê comunicar em determinada situação". As atitudes clínica, empática, compreensiva, de envolvimento, de respeito e de interesse pelo outro colocam o profissional e o aluno para se comportarem de uma determinada maneira em situações do cotidiano de aprendizagem e da vida profissional, que necessita de habilidades de comunicação. A habilidade não deve ser expressa como um costume, mas como uma forma de agir refletida sobre sua natureza da atitude que ela expressa[53].

CONSIDERAÇÕES FINAIS

O desenvolvimento dessas diferentes formas de aquisição de habilidades de comunicação pode variar, portanto, a depender dos recursos que cada instituição de ensino dispõe; podem ser empregados cenários com alta tecnologia, como as simulações com equipamentos de alta complexidade, representações de diálogos ou mesmo interações com atores ou pacientes.

Qualquer que seja a estratégia escolhida, deve permitir a identificação pelo aluno das suas dificuldades, limitações, incorreções e percepções, ao mesmo tempo em que favoreça ao professor ou preceptor a reflexão desses aspectos, respeitando as necessidades do aprendiz e reconhecendo a complexidade do processo na formação do profissional.

Novas demandas de habilidades de comunicação e novos cenários de práticas em saúde surgirão. Trata-se de um campo que sempre estará em constante evolução e cercado de desafios.

Propostas para estudo

- Pense em como seria a aplicação da habilidade de falar claramente, considerando a situação de atendimento a pessoas de uma comunidade, seja nas unidades de saúde ou nos seus domicílios. Compare essa aplicação à situação de atendimento de urgência. Reflita mais um pouco: como seria expressa essa habilidade considerando a atividade de educação em saúde, na prevenção de DSTs, para adolescentes em situação de rua?
- No seu processo de formação, você reconhece situações que pode apontar como momentos de ensino-aprendizagem em comunicação? Quais foram as estratégias utilizadas e o que você achou delas?
- Vamos ao cenário da divulgação do conhecimento. Lembre de apresentações orais que você presenciou em congressos científicos ou, então, recorde de uma apresentação oral que você realizou. Quais habilidades de comunicação são necessárias nesse tipo de situação e como foi o desempenho da pessoa que fez a apresentação?

Referências bibliográficas

1. Claramita M, Utarini A, Soebono H, Van Dalen J, Van der Vleuten C. Doctor-patient communication in a Southeast Asian setting: the conflict between ideal and reality. Adv in Health Sci Educ 2011;16(1):69-80.
2. Watmough SD, O'Sullivan H, Taylor DCM. Graduates from a reformed undergraduate medical curriculum based on Tomorrow's Doctors evaluate the effectiveness of their curriculum 6 years after graduation through interviews. BMC Medical Education 2010;10:65.
3. Braga EM, Silva MJP. Como especialistas em comunicação expressam a competência comunicativa. Interface Comunic, Saúde Educ 2010;14(34):529-38.
4. Spagnuolo RS, Pereira MLT. Práticas de saúde em enfermagem e comunicação: um estudo de revisão da literatura. Ciên Saúde Colet 2007;12(6):1603-10.
5. Mackellar A, Ashcrof DM, Bell D, James DH. Identifying criteria for the assessment of pharmacy student's communication skills with patients. Am J Pharm Educ 2007;71(3):50.

6. Cannick GF, Horowitz AM, Garr DR, Reed SG, Neville BW, Day TA, et al. Use of the OSCE to evaluate brief communication skills training for dental students. J Dent Educ 2007;71(9):1203-9.
7. Wun YT, Lam TP, Goldberg D, Lam KF, Li KT, Yip KC. Reasons for preferring a primary care physician for care if depressed. Fam Med 2011;43(5):344-50.
8. Teal CR, Street RL. Critical elements of culturally competent communication in the medical encounter: A review and model. Social Science & Medicine 2009;68(3):533-43.
9. Crossley J, Marriott J, Purdie H, Beard JD. Prospective observational study to evaluate NOTSS (Non-Technical Skills for Surgeons) for assessing trainees' non-technical performance in the operating theatre. Br J Surg 2011;98(7):1010-20.
10. Werinch M, Jackson MB, Scherpbier AJ, Wolfhagen IH, Ramsey PG, Goldstein EA. Ready or not? Expectations of faculty and medical students for clinical skills preparation for clerkships. Medical Education Online 2010;15:5295.
11. Sena RR, Silva KL, Gonçalves AM, Duarte ED, Coelho S. O cuidado no trabalho em saúde: implicações para a formação dos enfermeiros. Interface Comunic Saúde Educ 2008;12(24):23-4.
12. Illingworth R. What does "patient-centred" mean in relation to the consultation? Clin Teach 2010;7(2):116-20.
13. Notzer N, Abramovitz R. Faculty-development activity to promote effective communication between instructors and students. Clin Teach 2010;7(2):121-5.
14. Cohen D, Rhydderch M. Making an objective assessment of a colleague's performance. Clin Teach 2010;7(3):171-4.
15. García-Llana H, Barbero J, Remor E, Díaz-Sayas L, Rodríguez-Rey R, Del Peso G, et al. Impact of an interdisciplinary training course on counselling and decision making support for nephrology department professionals. Nefrologia 2011;31(3):322-30.
16. Salmon P, Young B. Creativity in clinical communication: from communication skills to skilled communication. Medical Education 2011:45:217-26.
17. Otani H, Morita T, Esaki T, Ariyama H, Tsukasa K, Oshima A, et al. Burden on oncologists when communicating the discontinuation of anticancer treatment. Jpn J Clin Oncol 2011;41(8):999-1006.
18. McKinley RK, Williams V, Stephenson C. Improving the content of feedback. Clin Teach 2010;7(3):161-6.
19. Witt RR. Competência da enfermeira na atenção básica: contribuições à construção das Funções Essenciais de Saúde Pública. [Doutorado.] Ribeirão Preto: Programa de Pós-Graduação da Escola de Enfermagem de Ribeirão Preto, Universidade de São Paulo; 2005.

20. Deluiz N. Qualificação, competências e certificação: visão do mundo do trabalho. In: Ministério da Saúde. Humanizar cuidados de saúde: uma questão de competência. Brasília: Ministério da Saúde; 2001. p. 5-15.
21. Maguire P, Pitceathly C. Key communication skills and how to acquire them. BMJ 2002;325(28):697-700.
22. Egener B. Addressing physicians' impaired communication skills. J Gen Intern Med 2008;23(11):1890-5.
23. Baumann M, Baumann C, Le Bihan E, Chau N. How patients perceive the therapeutic communications skills of their general practitioners, and how that perception affects adherence: use of the TCom-skill GP scale in a specific geographical area. BMC Health Services Research 2008;8:244-52.
24. Fogarty CT, Schultz S. Team huddles: the role of the primary care educator. Clin Teach 2010;7(3):157-60.
25. Goelz T, Wuensch A, Stubenrauch S, Ihorst G, Figueiredo M, Bertz H, et al. Specific training program improv.es oncologists' palliative care communication skills in a randomized controlled trial. J Clin Oncol 2011;29(25):3402-7.
26. Beckman TJ, Lee MC. Proposal for a collaborative approach to clinical teaching. Mayo Clin Proc 2009;84(4):339-44.
27. Back AL, Arnold RM, Baile WF, Tulsky, JA. What makes education in communication transformative? J Cancer Edu 2009;24(2):160-2.
28. Ryan CA, Walshe N, Gaffney R, Shanks A, Burgoyne L, Wiskin CM. Using standardized patients to assess communication skills in medical and nursing students. BMC Med Educ 2010;10:24.
29. McLaughlin K, Gregor L, Jones A, Coderre S. Can standardized patients replace physicians as OSCE examiners? BMC Medical Education 2006;6:12.
30. Ross S, Maclachlan A, Cleland J. Students' attitudes towards the introduction of a personal and professional development portfolio: potential barriers and facilitators. BMC Med Educ 2009;9:69.
31. Braga EM, Silva MJP. Como acompanhar a progressão da competência comunicativa no aluno de enfermagem. Rev Esc Enferm USP 2006;40(3):329-35.
32. Medina MS. Teaching self-concept and self-esteem in a clinical communications course. Am J Pharm Educ 2006;70(5):99.
33. Glynn LG, MacFarlane A, Kelly M, Cantillon P, Murphy AW. Helping each other to learn – a process evaluation of peer assisted learning. BMC Med Educ 2006;6:18.
34. Jacobsen T, Baerheim A, Lepp MR, Schei E. Analysis of role-play in medical communication training using a theatrical device the fourth wall. BMC Med Educ 2006;6:51.

35. Smith RC, Dwamena FC, Fortin AH. Teaching personal awareness. J Gen Intern Med 2005;20(2):201-7.
36. Haber RJ, Lingard LA. Learning oral presentations skills – a rethorical analysis with pedagogical and professional implications. J Gen Intern Med 2001;16(5):308-14.
37. Baig LA, Violato C, Crutcher RA. Assessing clinical communication skills in physicians: are the skills context specific or generalizable. BMC Medical Education 2009;9:22.
38. Henderson P, Johnson MD. Assisting medical students to conduct empathic conversations with patients from a sexual medicine clinic. Sex Transm Infect 2002;78:246-9.
39. Kodjo C. Cultural competence in clinician communication. Pediatr Rev 2009;30(2):57-64.
40. Fuller CW, Junge A, DeCelles J, Donald J, Jankelowitz R, Dvorak J. Football for health – a football-based health-promotion programme for children in South Africa: a parallel cohort study. Br J Sports Med 2010;44(8):546-54.
41. Hess J, Whelan J. Making health literacy real: adult literacy and medical students teach each other. J Med Libr Assoc 2009;97(3):221-4.
42. Torke AM, Quest TE, Kinlaw K, Eley JW, Branch Jr WT. A workshop to teach medical students communication skills and clinical knowledge about end-of-life care. J Gen Intern Med 2004;19(5):540-4.
43. Back A, Arnold RM, Baile WF, Tulsky JA, Fryer-Edwards K. Approaching difficult communication tasks in oncology. CA a cancer journal of clinicians 2005;55(3)164-77.
44. Bosquetti LS, Braga EM. Communicative reactions of nursing students regarding their first curricular internship period. Rev Esc Enferm USP 2008;42(4):690-6.
45. von Below B, Hellquist G, Rodjer S, Gunnarsson R, Bjorkelund C, Wahlqvist M. Medical student's and facilitator's experiences of an early professional contact course: active and motivated students, strained facilitators. BMC Med Educ 2008;8:56.
46. Biagioli FE, Chappelle KG. How to be an efficient and effective preceptor: it is possible to do the important work of precepting students and still get home in time for dinner. Fam Pract Manag 2010;17(3):18-24.
47. Sakaguchi RL. Facilitating preceptor and student communication in a dental school teaching clinic. J Dent Educ 2010;74(1):36-42.
48. Rothman R. Addressing health literacy: talking plainly to improve patient care. J R Coll Physicians Edinb 2010;40:194-5.
49. Iezzoni LI, Ramanan RA, Lee S. Teaching medical students about communicating with patients with major mental illness. J Gen Intern Med 2006;21(10):1112-5.

50. Hassan S. Instructional design and assessment – a tool to teach communication skills to pharmacy students. Am J Pharm Educ 2008;72(3):67.
51. Haig KM, Sutton S, Whittington J. National patient safety goals SBAR: a shared mental model for improving communication between clinicians. Joint Commission Journal on Quality and Patient Safety 2006;32(3):167-75.
52. Bitran M, Zúñiga D, Flotts P, Padilla O, Moreno R. Mejoría en las habilidades de comunicación escrita de estudiantes de medicina: impacto de un taller de escritura. Rev Med Chile 2009;137:617-24.
53. Skelton JR. Everything you were afraid to ask about communication skills. Br J Gen Pract 2005;55(510):40-6.

9

COMUNICAÇÃO E ESTRATÉGIAS DE INTERVENÇÃO FAMILIAR

MARIA ANGÉLICA PAGLIARINI WAIDMAN
MAGUIDA COSTA STEFANELLI

PONTOS A APRENDER

1. Compreender a necessidade de comunicar-se e relacionar-se terapeuticamente com a família.
2. Desenvolver o relacionamento utilizando as estratégias de comunicação terapêutica com a família.
3. Propor um cuidado compartilhado com a família, baseado em sua realidade e suas necessidades.
4. Compreender que cada interação com a família é única, assim como seus integrantes também são únicos.

PALAVRAS-CHAVE

Família, intervenção familiar, comunicação com a família, modelo para assistir família, comunicação terapêutica.

ESTRUTURA DOS TÓPICOS

Comunicação enfermeiro-família. Apresentação do referencial teórico. Considerações finais. Proposta para estudo. Referências bibliográficas.

COMUNICAÇÃO ENFERMEIRO-FAMÍLIA

Penetrar no mundo da família contemporânea – que convive com muitas mudanças, em suas crenças, seus valores, suas atitudes, seus padrões de comportamento, enfim, no "modo de ser família" – não é uma tarefa fácil para os profissionais de saúde, que estão acostumados a trabalhar com o ser humano individualmente.

O cuidado familial possibilitará a compreensão da família em seu processo de viver, em que constrói um mundo de símbolos, significados, valores, saberes e práticas, em parte oriundos da família de origem, em parte decorrentes das interações cotidianas, que incluem as sociais[1]. A comunicação na família é muito importante para o viver saudável.

O mundo de significados é próprio de cada família, embora muito disso esteja alicerçado no contexto no qual ela está inserida. Por isso, é importante o profissional adequar sua assistência às necessidades e peculiaridades da família e todas as ações serem desenvolvidas não só pelo profissional proponente da assistência, mas considerando a parceria dele com todos os membros familiares[1]. O profissional que vai trabalhar com famílias precisa conhecer, interagir e tentar interpretar o mundo no qual elas vivem. Estudo recente[2] realizado com mulheres demonstrou que, após intervenção do enfermeiro, houve algumas mudanças de comportamentos as quais refletiram em seu modo de pensar, agir e reagir diante das situações corriqueiras do dia a dia. Levaram essas mulheres ainda a refletirem sobre o respeito que cada um deve ter em relação à individualidade do outro para que pudessem conviver em família de forma harmoniosa e saudável[2].

A família encontra-se assoberbada com a velocidade das informações sobre as mudanças ocorridas no mundo de forma bem mais acentuada do que se imagina; vai se estabelecendo uma nova estrutura familiar. Mesmo assim, a realidade é que a família continua sendo a unidade fundamental da sociedade. Ela "é um laboratório de relações humanas"[3]. É nesse laboratório que a comunicação entre os componentes da família e o profissional de saúde assume caráter de importância cada vez mais relevante para o bem-estar da convivência em família. É com esse "pequeno grupo" que o enfermeiro tem de interagir dando sua contribuição para a saúde de seus membros, seja orientando, educando ou cuidando do paciente e da família.

Se antes da era da informática a vida em família nem sempre ocorria de forma harmoniosa, agora as diferenças que marcam os diversos ciclos geracionais que compõem a família são muitas vezes mais conflitantes e de difícil manejo. Essa situação pode ser constatada ou observada no cotidiano, dentro da própria família, ou com as pessoas de um modo geral, tanto no plano pessoal como profissional. Esse fato requer do enfermeiro ou do profissional de saúde mais estudos sobre as diferentes formas de abordar esse pequeno grupo.

Na tentativa de oferecer às famílias a oportunidade de expor sua forma de viver e seus problemas e, ao mesmo tempo, a oportunidade de compartilhá-los com um profissional de saúde habilitado para ajudá-la[4], estabeleceu-se alguns passos para o desenvolvimento do relacionamento do enfermeiro com a família. Constatou-se que a relação interpessoal terapêutica com a família torna-se efetiva desde que haja acordo entre ambas as partes, compreensão, aceitação, honestidade, confiança e compromisso dos envolvidos. A crença predominante é a de que o profissional que vai trabalhar com a família tem de estar preparado para ouvi-la, aceitá-la e compreendê-la em sua singularidade e complexidade.

Somente será possível conhecer e ajudar a família se o profissional de saúde se dispuser a ouvi-la reflexivamente e entender sua realidade, pois, apesar de muitos problemas vivenciados dentro das famílias serem comuns, cada uma delas possui sua individualidade e suas peculiaridades na forma de conhecer, perceber, sentir e reagir diante das situações esperadas ou inesperadas. Corroborando as afirmações de Waidman, Jouclas e Stefanelli[4] é possível afirmar que, no trabalho com o pequeno grupo família, tudo isso torna-se possível quando o profissional consegue desenvolver a compreensão empática dos fenômenos que a família vivencia e os comunica por meio das relações interpessoais do grupo.

Assim sendo, para o desempenho do cuidado às famílias, o enfermeiro precisa ter um referencial para nortear suas ações, para que possa lidar com a gama de situações que surgem, sem perder a visão do todo, que constitui o processo de viver em família. Ele deve trabalhar com as situações do aqui e do agora da família, englobando todas as suas atividades cotidianas.

Pode-se dizer que o passado está presente nas ações do aqui e do agora da família e que o enfermeiro o leva em conta ao preparar a família para enfrentamentos do momento atual e futuro. Isso é conseguido à medida que o cuidado que a família tem de si mesma e a autonomia entre seus componentes passam a ser estimulados dentro de um clima empático de confiança e respeito mútuo nas tomadas de decisão diárias.

Neste capítulo, são apresentados alguns passos do relacionamento com a família e a utilização das estratégias de comunicação que têm sido adotadas com ela nos últimos anos.

APRESENTAÇÃO DO REFERENCIAL TEÓRICO

O referencial teórico utilizado é o proposto por Joyce Travelbee[5]: a teoria interpessoal, que foi adaptada para o trabalho com famílias[4]. Além dessa adaptação, utilizou-se também como referencial a comunicação terapêutica apresentada por Stefanelli[6]. Assim, o trabalho que está sendo desenvolvido é uma atividade contínua que envolve em média dez encontros, semanais e programados com as famílias, os quais podem ocorrer no domicílio, nos ambulatórios, nos hospitais, nas creches ou em outro locais.

A comunicação e o relacionamento com uma pessoa são diferentes da comunicação e do relacionamento com a família ou com um grupo de pessoas ao mesmo tempo, por isso o profissional precisa habilitar-se para esse tipo de comunicação e relacionamento[4]. A empatia que se desenvolve no grupo é diferente daquela que ocorre entre duas pessoas, e muitos profissionais precisam se adaptar e se habilitar para esse processo grupal[7]. Mas, a partir da experiência obtida em trabalhar com famílias, deve-se ressaltar que a empatia é apenas um dos aspectos relevantes a ser levado em consideração na relação interpessoal ou na interação didática comparada com a relação grupal ou familial.

Para o desenvolvimento da atividade com famílias, inicialmente, o profissional de saúde precisa levar em consideração alguns pressupostos, que são descritos a seguir.

1. Ter um conceito claro do que é família – para minimizar o efeito de suas concepções no trabalho que vai desenvolver[8].

2. Adotar um referencial teórico que permita manter suas ações em torno de um eixo norteador[4].
3. Aceitar ou estimular o desenvolvimento da independência e autonomia da família[9].
4. Construir de forma compartilhada com a família os objetivos e as metas a serem efetivados para a satisfação de suas necessidades[10].
5. Saber que cada ser humano e cada família são únicos[10].
6. Estar consciente de que a comunicação é fundamental para a saúde da família – física e mental[6].
7. Ter claros a definição de seu papel e os objetivos a serem atingidos no cuidado da família[4].
8. Conscientizar-se de que a comunicação com a família deve envolvê-la como um todo e não apenas alguns de seus componentes[4].

É necessário, portanto, estabelecer um conceito de família para o desenvolvimento da comunicação e o relacionamento com ela. Se o conceito adotado estiver claro, ele servirá de eixo para a coerência da conduta do profissional de saúde no processo comunicativo com a família.

Adotou-se o conceito de família proposto por Nitschke[11], porque retrata a concepção que as próprias famílias têm do que seja família:

> [...] é uma unidade, um mundo construído, próprio daqueles que a constituem, mundo que integra partes (prazer, religião...) não se restringe, pois se relaciona com tudo que está inserido [...]
> Tudo, ao mesmo tempo, também se apresenta como parte do próprio mundo que é família. Como ela é complicada, ela é ao mesmo tempo descomplicada.
> A família tem momentos de divergência, de conflitos, podendo ter problemas.
> A família tanto educa como se educa, desenvolvendo, por meio desta educação, padrões dentro dos quais seus membros vivem [...] e respondem por ela [...]
> Para saber sobre sua própria família, o que lhe é importante e prioritário, primeiramente é preciso que os membros da família conheçam a si próprios.

A família é algo para que se vive e onde se vive; pressupõe a existência de respeito.
A família não se acomoda, procura caminhar sempre buscando melhorar algo que já não a satisfaz mais.
A família tem elos que não se limitam aos elos de sangue.

A escolha pela adoção desse conceito tem vários motivos: é um conceito construído pelas próprias famílias; é amplo e envolve aspectos de várias teorias, como a interpessoal, a sistêmica e a interacionista, nas quais está fundamentado o trabalho que a autora desenvolve com as famílias[12]. Esse trabalho guarda semelhança com o que está sendo desenvolvido, pois aborda a orientação, a educação, os sentimentos da família, a valorização da cultura, o respeito à individualidade da família, entre outros fatores. Além disso, é possível perceber que a concepção de família, para ela mesma, é algo muito complexo.

Pode-se dizer também que a convivência e as relações familiares também são complexas, pois dependem de cada ser humano e das vivências da família como um todo, o que envolve crenças, valores e costumes. As dificuldades enfrentadas na convivência dos familiares, que engloba suas relações, são mais intensas quando há, em seu interior, a presença de transtorno mental em um de seus membros. Isso não significa preconceito, mas, segundo as próprias famílias, esse fato acontece pela dificuldade de comunicação que se instala na presença do transtorno mental[13].

ETAPAS DO REFERENCIAL TEÓRICO

Tem-se usado como referencial teórico a adaptação feita por Waidman[4] a partir da teoria de Travelbee[5]. Esse referencial está dividido em quatros etapas: encontro inicial, comunicação com a família no contexto de sua realidade, desenvolvimento do relacionamento com a família e desvinculação da família, descritas a seguir.

Encontro inicial

Contempla desde o momento em que o enfermeiro decide cuidar de determinada família até quando ela começa efetivamente a desenvolver as ações necessárias. Nessa etapa, o enfermeiro precisa fundamentar-se nos referenciais teóricos sobre comunicação humana que utilizará, nas estratégias de comunicação terapêutica e de relacionamento com a família, além de ter claros os resultados esperados que deverão ser alcançados com essa família.

O enfermeiro inicia sua atuação com a família apresentando-se, dizendo seu nome e sua função, utilizando crachá de identificação; a seguir, esclarece como obteve o endereço da família. No caso de visita domiciliária, deve esclarecer os objetivos da visita, ou seja, firmar o compromisso de cuidado com a família, combinando os dias e horários para realizar os futuros encontros, levando em conta sempre o melhor horário para se reunir e estar com toda a família, e informar sobre como se dará o término da intervenção. Ele deve rever com a família os resultados esperados a serem considerados para que não haja dissonância entre o que a família almeja e os objetivos do enfermeiro, estar sempre atento à compreensão das informações dadas pela família e manter-se alerta para perceber quando é necessário o uso das estratégias de comunicação de validação.

Essa primeira interação é fundamental para o desenvolvimento das demais, pois, caso a família fique com uma impressão negativa do enfermeiro, as interações subsequentes poderão ficar comprometidas. É nesse momento que o enfermeiro percebe seus primeiros sentimentos em relação à família e estes devem ser analisados, porém sem manifestá-los. Isso não quer dizer que os sentimentos devam permanecer ocultos ou não devam existir; deve-se lembrar sempre que eles afloram quando dois seres humanos ou mais enfrentam uma situação nova ou não. É preciso, entretanto, que o profissional os examine e torne-se consciente da existência deles para que não tenham efeito prejudicial no processo de comunicação que se estabelece, mantendo-se atento a sua comunicação não verbal, porque nem sempre ela tem controle consciente[6] sobre esse tipo de comunicação e é, entretanto, por meio dela que mais se transmite as impressões e os sentimentos dos indivíduos.

Outro ponto importante dessa etapa é a compreensão que o enfermeiro tem de família, pois nem sempre a estrutura e o tipo de família que encontrará são parecidos com o que imagina, conhece ou idealiza.

Por exemplo, uma das famílias acompanhadas em um estudo realizado era constituída por Alma, a principal provedora da casa, seu filho casado (doente e acamado), a esposa dele, uma criança de 18 meses, filha do casal, Anja (portadora de transtorno mental e irmã de Alma), que tinha três filhos, sendo que a filha mais velha, de 17 anos, solteira, estava grávida. Alma e Anja estavam separadas do marido, tendo sido abandonadas por serem portadoras de transtorno mental. Inicialmente, é preciso compreender as razões pelas quais a família se estrutura dessa forma.

O enfermeiro deve estar cônscio de suas expressões verbais e não verbais ao se comunicar com essa família para não demonstrar julgamento das manifestações de comportamento que observa, os sentimentos e pensamentos que são expressos e a forma como os familiares lidam com a situação. A atitude de julgamento pode prejudicar todo o relacionamento e a assistência que serão desenvolvidos com a família[14].

Comunicação com a família no contexto de sua realidade

Nessa etapa, a comunicação entre o enfermeiro e a família torna-se mais intensa e profunda. Ela é constituída de três pontos-chave: vivência do paradoxo, vivência da ansiedade e da angústia e vivência da tomada de consciência.

A vivência do paradoxo foi assim denominada pela gama de sentimentos e pensamentos antagônicos que surgem em relação à situação encontrada nas famílias e também em relação às atividades que serão desenvolvidas com elas. Por exemplo, a diferença percebida nas famílias, ou nos seus componentes, quando recebem o profissional – alegres e tristes ao mesmo tempo –, faz com que ele reflita sobre os próprios conceitos e costumes, e sobre o fato de esperar as coisas sempre como certas, como se soubesse de tudo, e colocando em cheque o poder conferido pelo saber, situação muito comum em instituições nas quais os profissionais trabalham com pessoas impondo suas decisões e seus comportamentos. Na interação domiciliar, a família conhece melhor sua realidade e está em seu território, tendo mais poder e autonomia que o profissional. Os profissionais de saúde não são preparados pela escola para trabalhar com a família e decidir em parceria o que é melhor para ela.

Em geral, nesse momento da interação, o profissional tende a refletir sobre sua vida, pessoal e profissional, com base no *corpus* teórico-científico, segundo o qual todo o trabalho de atendimento à família está fundamentado.

Nessa etapa, o profissional costuma rever sua competência em comunicação humana e comunicação terapêutica e seu uso na relação com a família, que é composta de diversos grupos culturais, classes sociais e com diferentes repertórios de comunicação e bagagem de vida. Tal procedimento é necessário para que o profissional possa utilizar efetivamente seu conhecimento e oferecer cuidado competente e humanitário. Ele precisa atender não só cada familiar como também a família em seu todo.

Em geral, o profissional também é levado a refletir sobre a comunicação intrapessoal, consigo próprio, que tem influência direta nos demais planos da comunicação – o interpessoal, o pequeno e o grande grupo[6].

Travelbee[5] considera a comunicação como o meio pelo qual o ser humano domina sua solidão e se converte em parte do grupo. O ser humano, ao fazer isso, ultrapassa as barreiras de seu eu e atua de forma recíproca com os demais. A autora afirma ainda que momentos de solidão são incentivadores da comunicação interpessoal.

A comunicação intrapessoal e o processo reflexivo que ela desencadeia podem levar o profissional de saúde a experimentar a sensação de tranquilidade, porém, às vezes, deixa-o também mais ansioso, estimulando a necessidade de conhecer melhor as pessoas da família e de estabelecer a melhor forma de desenvolver a relação interpessoal e grupal, para que sejam realmente eficientes e terapêuticas.

Trata-se então de um momento de inquietação, mas também de grande aprendizado e autoconhecimento, que propiciam o amadurecimento das pessoas envolvidas no processo. Admitindo que tais descobertas podem acontecer tanto com o profissional como com o grupo, pode se dizer que a consecução das metas do profissional de saúde está assegurada nesse processo: com o amadurecimento das pessoas, surgem a independência e a autonomia[15,16].

A vivência da ansiedade e da angústia é outro momento dessa etapa, que é fundamental, principalmente para o profissional que inicia o trabalho com famílias.

O medo e a ansiedade presentes no início da relação exigem análise acurada por parte do enfermeiro para que não interfiram na compreensão e nos recursos de comunicação utilizados com a família, como tonalidade, timbre de voz e vocabulário empregado. Muitas vezes, sob o efeito desses sentimentos, o profissional pode usar palavras, jargões técnicos ou termos culturais que a família não tem condições de compreender, ou seja, ele pode adotar um vocabulário não condizente com a realidade da família.

O profissional que vai trabalhar com a família deve adotar os seguintes procedimentos: trabalhar em parceria com ela e respeitar suas necessidades, porque nem sempre as necessidades reais da família são aquelas que o profissional acredita serem; respeitar seus valores e suas crenças e intervir somente quando estes põem em risco a saúde e a vida de um de seus membros; respeitar a individualidade de cada membro da família e dela como um todo; respeitar o direito e a autonomia da família de aceitar ou se recusar a participar do cuidado; compartilhar saberes com a família, e não impor conhecimento.

Em relação a si mesmo, o profissional deve estar atento à própria postura ética e dispor-se a ouvir sem julgar. Para trabalhar em equipe e com a família, precisa conhecer e compreender o próprio modelo de organização familiar, seus valores, suas crenças e seus procedimentos. Para relacionar-se com outro ser humano, o profissional precisa, primeiro, conhecer os próprios pensamentos e sentimentos e aceitar-se como ser humano, para depois interagir de forma efetiva com os demais[8].

Após essa análise, o profissional estará preparado para o que encontrará na realidade da família, pois ele pode se deparar tanto com situações gratificantes como frustrantes. Por exemplo, a família Esperança, composta por Esmeralda e seus dois filhos, Cravo e Rosa, foi atendida durante um ano em um projeto de extensão desenvolvido no núcleo de estudo em que participam as autoras, sob supervisão de uma delas.

Esmeralda era internada a cada dois meses, antes de ser acompanhada pela equipe, e seus filhos adolescentes tinham muita dificuldade de relacionamento com a mãe, por causa do seu transtorno mental. Quando iniciou-se o acompanhamento à família Esperança, teve-se uma grande surpresa. Inicialmente, Esmeralda reagiu muito bem, traçando com a equipe resultados esperados. Começou a fazer crochê, caminhadas e a buscar novas alternativas de comunicação e relacionamento para viver melhor com os filhos.

Apesar de saber-se que existem nesse processo de relacionamento ansiedade e angústia, porque a equipe estava envolvida, estes sentimentos aumentaram, uma vez que não houve a evolução esperada para Esmeralda. Ela foi tomada de uma desesperança e ansiedade que contaminaram a família e toda a equipe que desenvolvia as atividades com ela. Deixou de fazer crochê e recusou-se a caminhar e, consequentemente, pioraram a comunicação e o relacionamento com os filhos.

Outro exemplo refere-se à família Coração, composta pela mãe, por sua filha solteira e pelo ex-marido (Lírio), que, após um acidente vascular cerebral (AVC), sem ter para onde ir, voltou para casa para ser cuidado por elas. Apesar de toda a mágoa de ter sido abandonada, a família acolheu Lírio, que apresentava, porém, várias manifestações de negligência, principalmente em relação à higiene e à alimentação.

A fase de ansiedade e angústia dessa família foi muito interessante, pois os levou a refletir e analisar os fatores que resultaram na saída de Lírio de casa. Essa situação induziu-os a se comunicar verbalmente e a pedir perdão uns aos outros; a mãe e a filha Coração refletiram sobre suas atividades de "falta de cuidado" em relação a Lírio.

Para os profissionais e acadêmicos que assistiam essa família, essa etapa foi de grande aprendizado, pois sua vontade de interferir nas reações da família, de aconselhar e de dar opiniões em relação a determinadas manifestações dos familiares era angustiante, porém sabiam que naquele momento deveriam apenas ouvir a família. Essa etapa para a família foi fundamental para a tomada de consciência, que é o próximo passo do processo de relacionamento.

Essas duas famílias são muito diferentes em sua forma de ser e viver em família, apesar de ambas possuírem em seu meio um portador de doença crônica. Constatou-se assim que, apesar de alguns problemas serem comuns, cada família tem sua singularidade e unicidade, e isso deve ser levado em conta e respeitado pelo profissional ao cuidar de famílias.

É importante destacar que nesse processo de trabalho com a família, exige-se a supervisão de outro profissional mais experiente. Desse modo, o profissional de saúde que trabalha diretamente com a família pode compartilhar ideias e sentimentos, reduzindo a ansiedade e tornando-a suportável e passível de manejo, o que lhe permite agir mais consciente de sua capacidade e suas limitações.

Outro desafio que também gera ansiedade decorre do fato de o enfermeiro estar acostumado a tomar as decisões e comunicá-las ao doente ou a seus familiares, mas nessa proposta de trabalho é a família quem decide.

Se o trabalho com a família for no domicílio, a situação agrava-se mais, pois o território é dela. A casa, o poder, os costumes, as crenças e a ordem estabelecida são da família e não estarão em conformidade com o desejo do profissional.

O cenário então muda, o que pode levar o profissional a uma situação paradoxal, mas também à tomada de consciência. Cada família, como um pequeno grupo, tem características peculiares, e cada relacionamento é novo e diferente, porque cada pessoa é diferente, tem reações diferentes, o que torna cada família única em sua singularidade. Isso é potencializado pelo pressuposto já apresentado de que "cada ato comunicativo é único e não se repete".

Fundamentando-se em Travelbee[5], pode-se afirmar que, no trabalho com famílias, o profissional de saúde tem de compartilhar as dificuldades da convivência com o portador de algum agravo à saúde ou de qualquer outro problema, a fim de melhorar a comunicação entre os membros que compõem a família e, consequentemente, sua saúde e sua qualidade de vida.

A competência do enfermeiro em usar seu conhecimento sobre comunicação propicia-lhe a oportunidade de ajudar o outro a se comunicar, a ampliar sua capacidade para enfrentar a realidade e a descobrir soluções práticas para resolver seus problemas e conflitos e a ajustar-se ao que não pode ser mudado, caminhando da dependência para a independência e a autonomia[6,15,16].

Pode-se afirmar que o uso das estratégias de comunicação no relacionamento com a família oferece a oportunidade de conhecer melhor a história de vida dela, ou seja, a história de cada membro e da família como um todo, o que é fundamental para o enfermeiro conduzir os encontros com a família, traçar metas e resultados realísticos para cada encontro.

Nesses encontros, cada componente familiar tem a oportunidade de se expressar, e o enfermeiro conduz a comunicação de forma que todos possam falar e ser ouvidos. O enfermeiro age mais como facilitador da comunicação, oferecendo, se necessário, elementos para que a própria família tome suas decisões na resolução de seus conflitos. Percebe-se, a partir da experiência obtida, que a própria família sempre tem alternativas de soluções para o problema/a necessidade. O profissional a auxilia a analisar essas opções, ajudando seus membros a refletirem sobre os prós e contras das estratégias traçadas levando-os a decidir de forma compartilhada pela melhor alternativa discutida.

A aceitação mútua acontece ao longo do processo de cuidar da pessoa doente com a família. O profissional de saúde percebe que é aceito pelos familiares a partir do momento em que lhe expõem sua vida, suas dificuldades e seus problemas. Percebe-se essa aceitação também pelas manifestações de comportamentos como entrar pela porta da cozinha, levar até um cômodo íntimo da casa, mostrar fotos e objetos íntimos da família, entre outros.

Estabelecer uma assistência programada sob a forma de grupo com familiares é muito diferente de fazer visitas domiciliárias a uma pessoa da família, pois em grupo é possível compartilhar a realidade a partir da visão de cada um. Sabe-se que, apesar de viverem juntos e serem da mesma família, cada membro tem anseios, objetivos e desejos diferentes entre si, ainda que haja muita coisa em comum. A força da família deve ser explorada pelo profissional ao propor a assistência[17].

A empatia que surge no decorrer da assistência com famílias permite ao profissional de saúde visualizar com mais clareza como esse grupo vivencia a experiência em busca de mais saúde. Na tentativa de sentir as concepções e as vivências do grupo, o enfermeiro transmite a seus membros sua compreensão empática da situação, o que leva cada um deles a se sentir mais confiante e seguro, diminuindo sua resistência a receber ajuda. Para que isso ocorra é requerida sensibilidade constante.

Ao desenvolver o trabalho com as famílias Amor, Afeto, Esperança e Coração, uma das autoras atingiu o estado empático descrito. Durante o tempo em que permaneceu com as famílias, sentiu-se muito à vontade em discutir os problemas/as necessidades relatados e enfrentados durante a relação terapêutica; juntos, conseguiram encontrar o melhor encaminhamento para cada situação, sem jamais esquecerem de que a tomada de decisão pertencia ao grupo.

A tomada de consciência caracteriza-se pelo grau da relação entre a família e o enfermeiro. É nesse momento que há uma profunda reflexão sobre as atitudes, os comportamentos e as condutas anteriores.

Nessa etapa, a família já consegue dominar algumas estratégias de comunicação e de relacionamento e estabelece vínculo entre as condutas anteriores e as atuais. Por exemplo, a família Amor tomou consciência de uma série de assuntos que afloraram entre eles e se deu conta de que era manipulada por Andreia, que usava esse comportamento para conseguir o que lhe convinha e a família sofria com isso, mas não lhe colocava limites.

A família também tomou consciência de que a comunicação familiar deve ser aberta. Por mais que seja difícil comentar alguns assuntos, eles precisam ser expressos: é melhor falar entre os familiares do que discutir com os amigos ou ficar magoado com o outro, sem que se esclareça a situação para uma boa convivência. Por exemplo, Ângela ficava muito magoada com o pai, pois ele sempre defendia Andréia, já que ela ameaçava fugir de casa se suas vontades não fossem realizadas. Quando ela expressou isso nas reuniões, o pai ficou surpreso e disse que não sabia (houve choro, silêncio, momentos de grande emoção), e o comportamento dele, segundo a família, mudou após esse dia.

É importante destacar que alcançar essa etapa depende muito do interesse da família e de suas condições socioeconômica e emocional. Por exemplo, na família Afeto, não foi possível alcançar essa etapa com tanta clareza como na família Amor, porque eles tinham muita dificuldade de compreensão, havia muita pobreza e outros interesses eram priorizados pela família no decorrer do relacionamento. O foco muitas vezes era desviado para outras necessidades, como ajudar na construção de uma nova casa, na aquisição de remédios, roupas e calçados e alimentação, no tratamento de doença na família, entre outros. Mas, mesmo assim, conseguiu-se refletir sobre alguns pontos importantes da relação e da comunicação familiar, o que ajudou a família a enfrentar suas dificuldades com um pouco mais de qualidade de vida.

O profissional tem de ser hábil para perceber essas nuanças do grupo. Ele precisa trabalhar as prioridades sem perder de vista as metas estabelecidas e retomá-las quando oportuno. Ele tem a liberdade de expor para a família suas percepções e validá-las com o próprio grupo. O enfermeiro clarifica as ideias de alguns membros e as expõe para todo o grupo. Nesse momento da relação interpessoal, a família também já consegue identificar e lançar mão de algumas estratégias de comunicação. Essa tomada de consciência é um momento muito importante e interessante da interação com a família.

Na família Coração, a mãe e a filha foram muito resistentes em perdoar Lírio e levaram muito tempo para chegar a essa etapa, que somente ocorreu quando elas tomaram consciência de que era um tipo de violência o que faziam com ele. Manifestaram seu arrependimento, chamaram os outros filhos casados, conversaram sobre "a imposição" deles para que elas cuidassem de Lírio, falaram de sua tristeza por terem sido abandonadas por ele, relembraram momentos tristes e houve muita emoção, mas chegaram a um consenso de que nada mais deveria ser imposto, e sim discutido e decidido, para se chegar à melhor solução para a família.

Para o profissional de saúde, essa etapa é uma das mais importantes, pois se constitui no resultado de seu trabalho durante o período que interagiu com a família – é um momento muito gratificante, pois ele consegue observar o quanto seu trabalho foi eficaz.

Em casos em que as interações com a família não são bem-sucedidas, essa etapa gera uma sensação de impotência no profissional, mas é importante ressaltar que ele não deve remeter a si mesmo a culpa por esse resultado, pois vários fatores podem levar a interações insatisfatórias.

Possíveis causas das interações insatisfatórias

Toda vez que se finaliza uma interação, todos que dela participaram precisam avaliá-la (profissional e família). Durante os quinze anos em que se utilizou a estratégia de intervenção familiar com base na comunicação e na relação terapêutica, muitas vezes, ocorreram interações insatisfatórias. Em sua avaliação, verificou-se que várias foram as causas:

- as condições educacionais e socioeconômicas da família;
- a política social e de saúde do país;
- a disposição real da família em querer participar da interação;
- a habilidade do profissional ou acadêmico que desenvolveu a atividade com a família;
- a participação efetiva da família como um todo;
- o contexto em que o trabalho foi desenvolvido (instituição, domicílio, entre outros).

Quando a família desenvolve as atividades numa instituição da qual ela depende, como uma unidade básica de saúde ou o hospital, muitas vezes ela aceita desenvolver o relacionamento com receio de lhe serem cerceados determinados atendimentos e de não ser atendida quando precisar. Ela aceita participar por "obrigação", o que prejudica a interação e, consequentemente, as etapas não são desenvolvidas a contento.

Vale destacar que essas interações insatisfatórias geram, principalmente no acadêmico, uma sensação de impotência muito grande, levando-o muitas vezes a desacreditar no trabalho com famílias. É importante ter em mente que, ao trabalhar com famílias, cada uma delas tem sua cultura, seus valores e seus costumes arraigados há anos e que esses não se desfazem ou se modificam com dez encontros grupais. Muitas vezes, o que se consegue é que a família realmente tome consciência da situação em que vive e busque alternativas para melhorar o seu viver.

Desenvolvimento do relacionamento com a família

As etapas de um processo de acompanhamento familiar estão didaticamente divididas para facilitar a compreensão do leitor e a explicação das autoras, porém, na realidade, não acontece bem assim.

A etapa do desenvolvimento do relacionamento com a família se distingue da anterior pelo aprofundamento. Nesse momento do relacionamento, com os laços de confiança já assegurados, assim como a aceitação e a compreensão por parte do enfermeiro, como parte integrante do grupo, a relação flui adequadamente. Há mais compreensão no interior da família e seus integrantes passam a se comunicar mais abertamente e a expor com mais clareza seus pensamentos e suas ideias durante as reuniões, ao mesmo tempo em que um aprende a ouvir o outro. Começa a haver maior aceitação entre os componentes do grupo e o comportamento inicial cessa, quando, em geral, um procura o enfermeiro para reclamar do comportamento do outro. Diminui a ansiedade decorrente da exposição na frente da família.

Quanto mais os membros do grupo se conhecem e, portanto, deixam-se conhecer, maior o nível de confiança entre eles no grupo, e as situações e informações podem ser realmente compartilhadas, facilitando o encontro de soluções para as situações identificadas.

Nesse momento, a família e o enfermeiro compartilham suas vivências, algumas dificuldades e possíveis soluções, cabendo à família a tomada de decisão, que, nesse momento, começa a reassumir sua parcela de responsabilidade na promoção da saúde e na manutenção do bem-estar do grupo familiar.

A família, nessa fase, já consegue tomar decisões e dar encaminhamentos para as situações, mostrando assim seu amadurecimento e crescimento em relação ao início do relacionamento.

As estratégias de comunicação usadas pelo enfermeiro, nessa etapa, centram-se na clarificação e validação, principalmente para verificar se a família compreendeu o que foi discutido até o momento e como serão aplicadas na convivência familiar, melhorando assim a qualidade de vida do doente e da família. A maioria das famílias mostra-se com autonomia, porém o enfermeiro deve estar atento para essa situação, pois, caso a família ainda não a demonstre, ele deverá encorajá-la.

Desvinculação da família

A família deve ser avisada dessa etapa já na primeira interação, deixando claro o número de encontros e qual a data da última reunião. Quando esse dia se aproximar, ele deve ser lembrado para que a família possa se preparar para a separação. Isso deve acontecer, porque o vínculo que se forma entre o enfermeiro e a família é muito forte e o rompimento brusco pode acarretar o agravamento da saúde mental da família e todo o trabalho desenvolvido pode ser combalido.

A característica principal dessa etapa é a avaliação do trabalho realizado em conjunto com a família. São levadas em consideração:

- as metas alcançadas e aquelas que não foram, verificando junto a família como ela irá fazer para alcançá-las;
- a obtenção dos resultados esperados;
- a satisfação da família e do enfermeiro;
- a reflexão sobre a importância da comunicação e da relação interpessoal aberta na família.

A família deve sentir-se segura para procurar ajuda, quando necessário, em local determinado, cujo endereço deve ser oferecido pelo enfermeiro.

CONSIDERAÇÕES FINAIS

Ao terminar este capítulo, tem-se claro que há muito por refletir e pesquisar nesse campo.

A dinâmica apresentada nos itens anteriores foi descrita por Waidman em alguns de seus estudos[4,8-10,13,17,18] em que tem utilizado e discutido esse referencial em vários outros projetos. Há vários pesquisadores replicando-a em outras especialidades da saúde[8,9,12,13,18], o que aumenta nossa responsabilidade em comentar alguns pontos dessa abordagem familiar.

O enfermeiro precisa ter seus objetivos claros e conhecer a teoria para que se sinta seguro ao desenvolver a interação com a família. Apesar de ser empregada inicialmente com famílias de portadores de transtornos mentais, essa estratégia também tem sido adotada com famílias de portadores de doenças crônicas, que possuem idosos dependentes de cuidados ou que têm um de seus membros necessitando de cuidados em situação de emergência[12].

Os resultados têm sido satisfatórios. Geralmente, a presença de um doente crônico, inclusive portador de transtorno mental, ou a de um idoso dependente no domicílio leva a problemas de relacionamento familiar, gerando conflitos e até desorganização familiar.

É por meio da comunicação, aliada à competência técnica, que se consegue estabelecer um relacionamento com a família, traçar e implementar estratégias de cuidado condizentes com sua realidade. Nesse trabalho, o enfermeiro tem a oportunidade de desenvolver atividades educacionais com as famílias, ensinando-as a comunicar-se de forma adequada para que seus relacionamentos futuros sejam menos desgastantes.

Em geral, as famílias que possuem em seu meio idosos dependentes "elegem" um membro familiar para cuidar deles e esse cuidador se sente sobrecarregado e, muitas vezes, injustiçado, porém isso não é expresso. Por exemplo, na família Bondade, uma das filhas deixou de constituir sua própria família para cuidar da mãe e do pai e sentiu-se frustrada a vida toda: "deixei de viver para cuidar de minha mãe... e... meus irmãos, aí cada um com a sua vida." Quando cogitou-se a ideia de revelar isso para seus irmãos, ela inicialmente a refutou, dizendo ter medo do que os irmãos e a mãe pensariam dela.

É possível perceber que muitos são os medos, as crenças, os sentimentos e as razões que dificultam o relacionamento familiar, e a presença de um profissional habilitado pode ajudar a família a resolver dificuldades que durante muito tempo não conseguiu enfrentar.

Quando o profissional de saúde interage com a família, por mais que lhe esclareça os objetivos e explique a forma de agir, diversas vezes seus membros pensam que a presença do enfermeiro e o desenvolvimento da interação podem trazer-lhes alguns benefícios, além dos que foram propostos inicialmente. Nesses casos, é preciso adotar a estratégia terapêutica de dizer "não". Por exemplo, quando essa interação é feita por um acadêmico durante o período letivo, algumas famílias pedem cestas básicas, passes de ônibus e privilégios para não ficarem na fila de atendimento no posto de saúde. Como uma das grandes dificuldades dos acadêmicos é dizer "não", embora o "saber dizer não" seja uma das estratégias de comunicação terapêutica[6], muitas vezes eles temem intimidar a família usando essa estratégia e, com isso, perder a sua confiança; mas o que eles não percebem é que ainda não existe confiança, pois, se existisse, a família não agiria dessa forma.

O vínculo estabelecido entre a família e o enfermeiro é o principal aliado para a mudança de atitudes de ambos – na interação, cada parte aprende a respeitar o outro em sua unicidade, especificidade e diversidade.

Proposta para estudo

- Diante das situações apresentadas a seguir, discuta em sala de aula com o professor e seus colegas como deveria ser o planejamento para cuidar dessas famílias:

1. Família Coração – composta de Coração, 65 anos, de sua filha solteira, 47 anos, e do ex-marido Lírio, 70 anos, que, após sofrer um acidente vascular cerebral (AVC), sem ter para onde ir, voltou para a casa de onde tinha fugido para ser cuidado pela ex-mulher e pela filha.
   Apesar de toda a mágoa, elas acolheram o doente, porém cometem vários atos de negligência, principalmente em relação à higiene e à alimentação de Lírio. Segundo o relato da mãe e da filha, elas o aceitaram em razão da imposição dos filhos casados.
   A mãe e a filha da família Coração costumam sair de casa para ir a festas e atividades da comunidade e deixam Lírio

sozinho em casa, às vezes, sem alimentá-lo, sem trocar suas vestes e a roupa de cama, e não respeitam o horário da medicação.

Lírio foi alcoolista durante muitos anos, constituiu outra família e, segundo a mãe Coração, antes de abandoná-la, ele fez com que a família passasse por muitas dificuldades financeiras e emocionais.

2. Família Bondade – moram na casa a mãe, o filho e a filha Bondade. A filha tem 54 anos (solteira), o filho tem 60 anos (separado) e a mãe, 84 anos (viúva). A filha Bondade não se casou para ficar morando com os pais. Conforme seu relato, ela rejeitou vários bons casamentos; seus irmãos (casados) preferiram que ela não se casasse, porque alguém precisava cuidar dos pais. O irmão Bondade separado foi morar na casa da família e faz uso de bebidas alcoólicas. Os irmãos casados ajudam a família financeiramente e fazem visitas esporádicas.

Referências bibliográficas

1. Elsen I. Cuidado familial: uma proposta inicial de sistematização conceitual. In: Elsen I, Marcon SS, Silva MRR (orgs.). O viver em família e sua interface com a saúde e doença. Maringá: Eduem; 2004.
2. Scardoelli MGC. Potencial terapêutico do grupo de artesanato no cuidado a mulheres na atenção básica. [Dissertação de mestrado.] Maringá: Programa de Pós-Graduação em Enfermagem, Universidade Estadual de Maringá; 2009.
3. Osório LC. Família hoje. Porto Alegre: Artmed; 1996.
4. Waidman MAP, Jouclas VMG, Stefanelli MC. Família e reinserção social do doente mental: uma experiência compartilhada pela enfermeira. Ciência Cuid Saúde 2002;1(1):103-7.
5. Travelbee J. Intervención en enfermería psiquiátrica. Carvajal: Cali; 1982.
6. Stefanelli MC. Comunicação com o paciente: teoria e ensino. São Paulo: Robe; 1993.
7. Fonseca AHL. Empatia e grupos. Disponível em: http://www.terravista.pt.FerNoronha/1411. Acesso em 20/06/2004.
8. Waidman MAP, Radovanovic CTA, Pini JS, Scardoelli MGC, Estevam MC, Brischiliari A. Estratégias de cuidado a família de portadores de transtornos mentais: experiência de um grupo de pesquisa. Ciência Cuid Saúde 2009;8(supl):97-103.

9. Marcon SS, Waidman MAP, Carreira L, Decesário M das N. Compartilhando a situação de doença: o cotidiano de famílias de pacientes crônicos. In: Elsen I, Marcon SS, Silva MRR (orgs.). O viver em família e sua interface com a saúde e a doença. Maringá: Eduem; 2002.

10. Waidman MAP, Elsen I. Família e necessidades... Revendo estudos. Acta Scientiarum 2004;26(1):415-20.

11. Nitschke R. O mundo imaginal da família saudável: a descoberta dos laços de afeto como caminho numa viagem no cotidiano no tempo pós-moderno. Pelotas: UFPEL; Florianópolis: UFSC; 1999.

12. Kantorski LP, Pinho LB. Relacionamento terapêutico enfermeiro-família do paciente internado em uma unidade de emergência. Rev Tec Cient Enferm 2004;2(7):6-11.

13. Waidman MAP, Elsen I. O cuidado interdisciplinar à família do portador de transtorno mental no paradigma da desinstitucionalização. Texto & Contexto 2005;14(3):341-9.

14. Waidaman MAP, Elsen I, Marcon SS. Possibilidades e limites da teoria de Joyce Travelbee para a construção de uma metodologia de cuidado à família. Rev Eletr Enf [Internet] 2006;8(2):282-91. Disponível em: http://www.fen.ufg.br/revista/revista8_2/v8n2a13.htm.

15. Stefanelli MC. Perspectivas da enfermagem psiquiátrica no século XXI. Apresentado à Reunião Clínica do Instituto de Psiquiatria do Hospital das Clínicas da Faculdade de Medicina da Universidade de São Paulo; 2003.

16. Stefanelli MC, Fukuda IMK, Arantes EC. Enfermagem psiquiátrica em suas dimensões assistenciais. Barueri: Manole; 2008. p. 294-399.

17. Waidman MAP, Brischiliari A, Rocha SC, Kohiyama VY. Conceitos de cuidado elaborados por enfermeiros que atuam em instituições psiquiátricas. RENE 2009;10(2):67-77.

18. Waidman MAP, Rocha AF, Paschoa ARZ, Radovanovic CAT. Experiencing problems of the health in family: the implementation of the theoretical-methodological proposal of care. Online Brazilian Journal of Nursing [serial on the Internet] 2007;6(0). Disponível em: http://www.objnursing.uff.br/index.php/nursing/article/view/648. Acesso em 29/10/2011.

10

COMUNICAÇÃO E O PROCESSO DE ENFERMAGEM

Emilia Campos de Carvalho
Maria Márcia Bachion

Pontos a aprender

1. A complexidade do processo de comunicação existente em cada etapa do processo de enfermagem.
2. Os diferentes contextos da comunicação presentes em cada etapa do processo de enfermagem.
3. A comunicação do enfermeiro com os pacientes e usuários do serviço de saúde e seus familiares durante a aplicação do processo de enfermagem.

Palavras-chave

Processo comunicacional, comunicação em enfermagem, processo de enfermagem, comunicação na assistência de enfermagem.

Estrutura dos tópicos

Introdução. O processo de enfermagem como processo comunicacional: bases conceituais e considerações históricas. As etapas do processo de enfermagem como fenômeno comunicativo. Considerações finais. Proposta para estudo. Referências bibliográficas.

INTRODUÇÃO

Neste capítulo, analisa-se o emprego da comunicação nas diferentes fases do processo de enfermagem.

Inicialmente, são apresentados os conceitos de comunicação e processo de enfermagem; a seguir, é descrita a fase de coleta de dados no processo comunicacional, na relação com indivíduos, família e comunidade, além de serem apresentadas as habilidades requeridas do enfermeiro no uso de métodos e os instrumentos utilizados nessa fase.

Na etapa de diagnóstico de enfermagem, a comunicação é abordada como produto do raciocínio diagnóstico, bem como forma de registrar e divulgar as situações identificadas com o paciente, sua família ou comunidade.

Na fase do planejamento de enfermagem, a comunicação é focalizada nas diferentes propostas adotadas para as ações que serão implementadas como recurso de comunicação interpessoal, organizacional e de massa.

Na etapa de implementação, discutem-se os requisitos para o desenvolvimento da ação comunicativa, no decorrer do cuidado expressivo e instrumental.

Por fim, na avaliação são apresentadas reflexões acerca dos atos comunicativos produzidos nas etapas anteriores.

O PROCESSO DE ENFERMAGEM COMO PROCESSO COMUNICACIONAL: BASES CONCEITUAIS E CONSIDERAÇÕES HISTÓRICAS

O processo de comunicação é entendido como um conjunto de fenômenos interativos e interpretativos entre um ou mais agentes, que se afetam de forma mútua e semelhante; é um processo governado por regras; ocorre em determinado tempo; inclui troca e processamento de comportamentos verbais e não verbais, com dimensões qualitativas e quantitativas; acontece em diferentes contextos, dos quais provém a seleção de dados para análise e interpretação das mensagens[1].

A comunicação envolve processos básicos de codificação, significação e pensamento, persuasão e mudança, além de informação. De acordo com a quantidade de pessoas envolvidas, pode ser classificada em intrapessoal, interpessoal, de grupo, organizacional ou de massa[1].

De modo geral, pode-se dizer que o processo de enfermagem é um conjunto de etapas adotadas para a organização e a execução do cuidado de enfermagem, com base no método científico. Envolve identificar ou avaliar as condições do cliente (indivíduo, grupos, famílias ou comunidade) que requer intervenções de enfermagem.

Com base nas condições identificadas, é estabelecido um plano de ação, que é progressivamente implementado e avaliado, buscando alcançar resultados pelos quais a enfermagem é responsável, para a promoção da saúde, a prevenção de agravos, o restabelecimento da saúde e a reabilitação.

Atualmente, são definidas cinco etapas operacionais para o processo de enfermagem:

1. coleta de dados;
2. diagnóstico de enfermagem;
3. planejamento de enfermagem;
4. implementação da assistência de enfermagem;
5. avaliação[2].

Cada uma dessas etapas e o processo de enfermagem como um todo se configuram como fenômeno eminentemente comunicativo, construído de maneira social e histórica.

Procurando a relação comunicação-cuidado, alguns aspectos podem ser destacados, oriundos de considerações de vários autores[3-5]. Descobriu-se que, entre os povos antigos, a importância da linguagem era relacionada à origem divina, isto é, por meio da palavra buscavam-se poderes de ligar o homem ao sobrenatural, como também de alterar o curso natural dos fenômenos. Posteriormente, a comunicação foi utilizada nas "terapias" dos feiticeiros ou das entidades de que se valiam.

Essa relação tem seu enfraquecimento iniciado com a influência de Hipócrates (nascido em 460 a.C.), em virtude da rejeição à crença do sobrenatural na origem da doença. Ele dissociou a medicina da religião, da filosofia e de traços remanescentes de magia. Ensinou que a doença era causada por "quebras" das leis naturais.

Ao romper a relação anterior, Hipócrates substituiu o ato comunicacional mítico por aquele mais familiar do ponto de vista institucional, o que consistiu em sua segunda grande influência, o desenvolvimento do registro da avaliação do paciente, que anteriormente não era objeto de preocupação. Passou-se a registrar por escrito a avaliação da aparência, a temperatura, o pulso, a respiração, a excreção e a habilidade de movimentação dos pacientes.

Hipócrates considerava que o ensino se fazia por intermédio da informação; dessa forma, produziu muitos textos em forma de livros. Além disso, estabeleceu altos padrões éticos para a medicina (sua terceira grande influência). A incorporação de seus preceitos foi lenta na história médica.

Na enfermagem, o cuidado com os doentes apresenta seu registro a partir da era cristã, na qual prevaleciam as ideias de fraternidade, caridade e autossacrifício. A atuação profissional consistia em cuidar de ferimentos e dar alimentos, conforto físico e espiritual.

Na Idade Média (500-1.500), a assistência aos enfermos era realizada por diaconisas e contemplava, além da palavra (de Deus), a relação interpessoal entre os agentes (quem prestava cuidados) e pacientes. Todo o trabalho de organização e realização do cuidado era comunicado apenas de forma oral. No decorrer desse período, também conhecido como "idade escura ou obscura", foram características as epidemias e a miséria. Não se contava com médicos nem enfermeiros em quantidade e qualidade satisfatórias. Progressivamente, as diaconisas extinguiram-se, surgindo novas ordens que cuidavam de doentes sob a responsabilidade da Igreja[5].

O movimento da Reforma, iniciado no século XVI, resultando em várias igrejas protestantes, assiste à mudança do conceito "hospitalar". De albergue passa a ser "asilo e cuidado a doentes". Naquela época, já havia a preocupação de registrar, na admissão do paciente em especial, sua identificação, sua origem e seus pertences. Ainda que limitados, os registros dessas organizações hospitalares mostraram avanço, uma vez que anteriormente eram inexistentes. Em várias dessas instituições, a comunicação intrapessoal era estimulada nos pacientes por meio da expressão artística (criação em escultura e pintura). Não há registros do trabalho que denote comunicação escrita entre os agentes que realizavam o cuidado.

Até o século XVII, o hospital permaneceu essencialmente voltado para a assistência aos pobres, com a desvinculação entre enfermagem e medicina.

Progressivamente, a partir desse período, com finalidades econômicas, em especial no âmbito das necessidades militares, surge a medicalização nos hospitais, que deixam de ser um local de "cuidado" para ser, sobretudo, de "cura".

No século XIX, sob influência de Florence Nightingale (1820-1910), desenvolve-se a organização da enfermagem e dos hospitais. Justapõem-se as atividades de enfermagem e as médicas. A enfermagem passa do "cuidado do paciente", ou seja, de uma relação de comunicação dialógica, constante, para o "cuidado com o ambiente", estabelecendo uma relação grupal com os membros de outra prática – a médica – para executar o que lhe era atribuído[4].

Florence Nightingale influenciou enormemente a enfermagem, que deixa de ser compreendida como atividade religiosa para ser uma "arte". Ela alertou para a importância do conhecimento na preparação dos enfermeiros, preconizou funções diferentes para as *nurses* (enfermeiras) e *ladies nurses* (enfermeiras supervisoras), estabeleceu períodos mais adequados de trabalho e reivindicou remuneração.

Dessa forma, ocorreu uma mudança estrutural do cuidar em enfermagem. Do ponto de vista da comunicação, promoveu-se a melhora da imagem da profissão perante a sociedade, bem como da autoimagem dos profissionais, valorizou-se o registro das condições de saúde dos doentes e dos cuidados prestados, introduzindo-se mudanças estruturais que tiveram grande impacto na organização do espaço hospitalar e do trabalho de enfermagem.

Ainda do ponto de vista da comunicação, Florence Nightingale[3] preocupou-se com as iatrogenias da comunicação interpessoal, tanto por parte dos familiares ou visitantes como por parte dos enfermeiros no processo de restabelecimento dos pacientes.

Com o desenvolvimento das instituições hospitalares, que se tornaram mais complexas, os enfermeiros passaram a ocupar-se principalmente dos aspectos organizacionais e gerenciais, distanciando-se do cuidado direto aos pacientes[4]. Assim, pode-se dizer que, com o passar do tempo, a comunicação interpessoal dos enfermeiros com os pacientes esteve em segundo plano, privilegiando-se a comunicação organizacional.

Por outro lado, a assistência de enfermagem também ganhou mais complexidade e a quantidade de pessoas atendidas nos hospitais era cada vez maior. A enfermagem incorporou em seu trabalho o modelo funcional de administração que era hegemônico nas empresas no início do século XX. Assim, houve grande preocupação com eficiência e economia de tempo e movimentos, que se manifestou na enfermagem como a sistematização de técnicas e o fortalecimento do trabalho orientado para a tarefa.

Além disso, após a II Guerra Mundial, o sistema de saúde foi percebido de maneira diferente. O público passou a ver o que constituía um "bom cuidado à saúde"; o poder aquisitivo melhorou, houve crescimento urbano e aumento do conhecimento. Exigiu-se escolarização, sedimentando a divisão do trabalho (administração/assistência).

Posteriormente, com o surgimento de outras escolas de administração, como a das relações humanas, e com a influência das ciências sociais, a enfermagem passa a incorporar outra possibilidade de organização do trabalho e do cuidado: o trabalho em equipe.

A preocupação com as técnicas é substituída pela identificação dos princípios que sustentam as ações. É a era do "cuidado total ao paciente" e a tentativa do resgate do cuidado em sua essência, como nos primórdios da profissão.

Amplia-se a quantidade de pessoas com formações distintas, que passam a cuidar dos doentes. Configura-se a equipe de saúde. A necessidade de todos compartilharem informações sobre as condições e a evolução da saúde do paciente propicia o surgimento da comunicação escrita, tanto intra como interdisciplinar. As ordens orais das tarefas a serem cumpridas cedem lugar às ordens escritas, que se centralizam na atividade da tarefa (agente) ou em seu receptor (paciente). Surge o plano de cuidado, que se apresenta como instrumento de comunicação para a equipe. A comunicação organizacional ganhou grande impulso com os planos escritos de cuidados a serem prestados, assim como de passagem de plantão e de discussão de casos.

Resumindo, a partir de um discurso voltado para a necessidade de uma assistência de enfermagem individualizada, fundamentada em princípios científicos, vários autores propõem a sistematização do cuidado de enfermagem pela utilização de um plano de cuidados.

Se inicialmente o plano de cuidados se apresentava como um instrumento de comunicação entre a equipe, com a finalidade de relatar e transmitir informações às pessoas envolvidas no cuidado ao paciente, com o passar dos anos ele foi tornando-se mais elaborado, desenvolvendo objetivos do cuidado e sugerindo meios para alcançá-los, baseados em princípios científicos.

Progressivamente, criam-se as condições para os planos de cuidados transformarem-se no processo de enfermagem como é conhecido atualmente. Era realizado o levantamento de informações para identificar as condições que requeriam cuidados de enfermagem e eram traçados os planos de ações para alcançar objetivos pelos quais a enfermagem era responsável – a assistência era realizada e registrada, além de ser feita a avaliação dos cuidados prestados.

Nas primeiras décadas do século XX, intensifica-se a preocupação em desenvolver a enfermagem como ciência, o que gerou um movimento de incorporação de métodos de investigação usados por pioneiros de outros campos do saber. Além disso, a formação dos enfermeiros num patamar diferenciado torna-se prioritária, o que promove a condição básica para o grande desenvolvimento das teorias de enfermagem a partir da metade do século. Destacam-se os estudos sobre formação de enfermeiros e qualidade da assistência. Percebe-se, assim, o investimento na comunicação de massa, isto é, traduzir para a sociedade a natureza do saber e do fazer da enfermagem.

Tenta-se evidenciar a essência relativamente estável da enfermagem, que pode ser captada na definição feita por Virginia Henderson, em 1964, na qual se considera que a função característica do enfermeiro é ajudar o indivíduo doente ou sadio a realizar atividades que contribuam para a saúde ou sua recuperação (ou morte tranquila), as quais ele realizaria sem auxílios se tivesse a força, a vontade ou o conhecimento necessários[6].

Na concepção dessa autora, fica clara a importância da relação dialógica no cuidado de enfermagem ao doente quando ela diz que um dos componentes básicos do cuidado é "comunicar-se com outros, expressando suas emoções, necessidades, temores e opiniões". Essa relação prioriza a expressão intrapessoal do doente.

A relação interpessoal enfermeiro-paciente assume dimensão central na concepção de enfermagem formulada por Peplau[7], Ida Orlando[8], Joyce Travelbee[9], Imogene King[10], Afaf Meleis[11], Liliana Daniel[12], dentre outros. É o reinício do uso da comunicação interpessoal no processo de cuidar em enfermagem, considerando-se as características pessoais dos seus dois elementos: profissional e paciente.

A dinâmica do processo de enfermagem interpõe todos os contextos da comunicação. Em sua operacionalização, estão presentes no mínimo duas pessoas, interagindo e afetando-se mutuamente, alicerçadas nos fatores intrapessoais de cada um, o que equivale a dizer que a base dos atos comunicativos é o contexto intrapessoal.

Esse contexto envolve algumas variáveis intervenientes, entre as quais destaca-se o processo de socialização do indivíduo, o modo como ele se vê e como os outros o veem; as percepções (i. e., o modo como as impressões e os sentimentos sobre os outros são formados); a autoestima; a imagem corporal; a autoaceitação, a autorrevelação e o desenvolvimento pessoal.

A partir desse ponto, será focalizada cada uma das etapas do processo de enfermagem como fenômeno comunicativo.

AS ETAPAS DO PROCESSO DE ENFERMAGEM COMO FENÔMENO COMUNICATIVO

A COMUNICAÇÃO NA COLETA DE DADOS

Compreende-se coleta de dados como um processo que envolve a identificação das fontes de dados (paciente, família, membro da equipe, registros, entre outros); a aquisição de informações (por meio de diferentes métodos e instrumentos); a organização e o registro dos dados.

O levantamento de informações a partir das fontes pode constituir um processo de comunicação eminentemente interpessoal, de pequeno grupo, organizacional ou de massa, dependendo do cliente que está sendo considerado.

Para colher dados relevantes com o objetivo de avaliar a situação de saúde do cliente, são necessárias habilidades de comunicação por parte do profissional, além do domínio de diferentes técnicas e métodos de avaliação.

Quanto aos métodos, destacam-se a entrevista de indivíduos e grupos, a consulta a bancos de informações (como prontuários, relatórios, planilhas, consolidados estatísticos), exame clínico, observação de micro e macroambientes, observação de comportamentos, aplicação de escalas de avaliação, entre outros.

As habilidades são entendidas aqui como capacidade, aptidão ou destreza. Existem habilidades gerais e específicas, que são necessárias para os indivíduos comunicarem-se oralmente.

Dentre as habilidades gerais, destacam-se a capacidade para se expressar oralmente com clareza, de modo conciso, utilizando vocabulário apropriado e falando com os outros em seus níveis de compreensão e não para ou sobre os outros; além de destreza para ouvir, escutar e interpretar.

As habilidades de comunicação específicas referem-se às utilizadas no contexto da interação profissional e são:

- aptidão para fazer observações e interpretá-las;
- capacidade de dirigir ou guiar a interação de modo a atingir as metas;
- habilidade de averiguar se a comunicação está permitindo a compreensão de que se necessita;
- destreza para reconhecer o momento de falar e o de ficar em silêncio;
- capacidade de esperar;
- habilidade de avaliar a participação na interação[9].

São mencionadas ainda as habilidades do autoconhecimento, dos mecanismos de luta e da autodescoberta[13].

Algumas habilidades podem ser manifestadas por intermédio de métodos específicos ou formas especiais de emissões verbais orais, constituindo estratégias de comunicação.

Uma vez que na coleta de dados se espera que o profissional seja capaz de colher informações fidedignas referentes a aspectos multidimensionais, ou seja, condições psicológicas, bem como sociais e biológicas para estimar o estado de saúde do cliente, é fundamental favorecer sua livre expressão. Para isso, o conhecimento de estratégias que favorecem a comunicação pode ser de grande ajuda para o profissional. Por outro lado, também é necessário conhecer técnicas diretivas, pois, em determinadas circunstâncias, são de grande valia. Há ainda formas de comunicação verbal por parte do profissional que são inadequadas e produzem efeito negativo sobre o processo de comunicação.

Refletindo sobre as técnicas de comunicação que têm sido descritas na literatura[14], algumas favorecem e outras dificultam a livre expressão dos clientes, que, respectivamente, são chamadas de técnicas facilitadoras (ou terapêuticas) e bloqueadoras (ou não terapêuticas) da comunicação.

Entre as possibilidades de categorias verbais orais que favorecem a comunicação, incluem-se declarações ou questões de abertura, respostas mínimas ou escuta ativa, técnica do reflexo, percepção de expressões corporais, aceitação de sentimentos, reconhecimento da presença, produção de informação, esclarecimentos, sondagem de pensamentos subentendidos, perguntas relativas aos dados comunicados, respostas aos comportamentos ou a atitudes impróprias.

Tais técnicas facilitadoras e bloqueadoras não são consideradas adequadas ou inadequadas *a priori*, pois em determinadas situações as técnicas facilitadoras são inapropriadas, como naquelas em que o cliente precisa poupar esforços, está com dor ou precisa de atendimento de urgência ou emergência. Por outro lado, técnicas classificadas como bloqueadoras, usadas em determinadas situações, geram o direcionamento da comunicação e do comportamento do cliente, de forma que seus resultados são positivos para a coleta de dados. São elas: aprovações ou concordâncias, comunicação instrumental ou comandos e perguntas fechadas[15].

São apontadas na literatura expressões que, por sua inadequação, devem ser evitadas pelos profissionais. São falas que envolvem expressões periféricas (comentários superficiais sobre temas irrelevantes para a situação, emitidos para "passar o tempo"), perguntas intimidadoras, perguntas conducentes, colóquio unilateral (perguntas múltiplas numa só emissão), comunicação mágica, catarse, fuga do assunto, defesa, depreciação, oferta de soluções/decisões, uso de chavões ou clichês, desaprovações/discordâncias[14,15].

Mesmo bem-intencionado, o enfermeiro que inadvertidamente utilizar-se dessas expressões corre o risco de provocar efeitos negativos sobre sua comunicação com o cliente, em qualquer uma das etapas do processo de enfermagem, conforme já destacado por Stefanelli neste livro, no Capítulo 7, sobre comunicação não terapêutica.

Para que a coleta de dados seja bem-sucedida, como já foi dito, além de habilidades de comunicação, o profissional deve ter clareza da finalidade da interação. A determinação ou escolha do que será avaliado depende das concepções do profissional acerca do cliente e do processo saúde-doença e de enfermagem, ou seja, do(s) modelo(s) conceitual(ais) de enfermagem que estiver(em) sendo utilizado(s).

Mesmo que o profissional não perceba, é sua visão de mundo (incluindo o outro e a si mesmo) que constitui a base para sua ação.

Ter clareza de sua base filosófica permitirá uma ação comunicativa mais consistente. Nesse sentido, roteiros de coleta de dados podem ajudar, principalmente, o profissional com menos experiência.

A COMUNICAÇÃO NA FASE DIAGNÓSTICA

Diagnóstico de enfermagem é entendido, de modo geral, como a identificação de condições que requerem intervenções de enfermagem. Para nomear essas condições identificadas, foram desenvolvidos ao longo do tempo várias terminologias e sistemas de classificação. A classificação mais difundida no momento no Brasil é a Taxonomia de Diagnósticos de Enfermagem, elaborada pela Associação Norte-Americana de Diagnósticos de Enfermagem (NANDA)[16], organismo internacional que tem como finalidade identificar, classificar e validar diagnósticos de enfermagem.

A enfermagem brasileira participa ativamente dessa associação. Como fenômeno de comunicação, nomear condições e validá-las para a profissão poder dialogar internacionalmente configuram-se em processos de codificação e significado, de contexto interpessoal, organizacional e de massa.

A elaboração de diagnósticos de enfermagem envolve um processo de raciocínio que inclui as fases de análise e síntese dos dados identificados na fase de coleta (que pode ser configurada em comunicação intra e interpessoal) e culmina com sua denominação e documentação (comunicação organizacional e de massa).

Pode-se dizer que essa fase do processo de enfermagem utiliza basicamente os processos de decodificação/codificação e informação. A decodificação refere-se à análise e à síntese dos dados obtidos, e a codificação e a produção de informações referem-se à etapa de denominação dos diagnósticos.

Cabe lembrar ainda que, na fase de análise e síntese, vários processos de julgamento e escolha ocorrem de maneira inter-relacionada e envolvem as características pessoais e profissionais do enfermeiro, experiências culturais, crenças, valores e, sobretudo, o conhecimento da situação vivenciada, que favorecerão a constituição do diagnóstico em questão. Nessa fase, pode-se dizer que há a comunicação intrapessoal.

O resultado desse conjunto de tarefas cognitivas receberá um rótulo e constituirá a forma de expressão do quadro que o paciente apresenta.

A fim de favorecer a compreensão dos membros da equipe de enfermagem, para que as mesmas situações recebam os mesmos nomes nos diferentes locais, para tornar visível o trabalho da enfermagem e incluir nos sistemas de informação em saúde os fenômenos dos quais ela se ocupa, foram realizadas pesquisas e surgiram as classificações dos diagnósticos de enfermagem, a exemplo de classificações de outras profissões ou de outras áreas do conhecimento.

A Classificação dos Diagnósticos de Enfermagem, proposta pela NANDA[16], e a Classificação dos Fenômenos de Enfermagem da Classificação Internacional da Prática de Enfermagem, proposta pelo ICN[17], são exemplos de códigos empregados no universo comunicacional entre enfermeiros.

O emprego dessas classificações favorece não só a comunicação entre profissionais, mas também entre grupos, organizações e até no contexto de massa.

Tais classificações estabelecem uma linguagem comum para narrar a prática de enfermagem; descrevem os cuidados de enfermagem dispensados à população (indivíduo, família ou comunidade) nos diversos contextos institucionais e não institucionais; tornam possível a comparação de dados entre diferentes populações, contextos, regiões geográficas e períodos; demonstram ou projetam as tendências da prestação dos trabalhos e cuidados e da atribuição de recursos do paciente segundo o diagnóstico de enfermagem estabelecido; estimulam a investigação mediante oferta de dados disponíveis nos sistemas de informações de enfermagem e de saúde; propiciam dados sobre a prática para influenciar as elaboradas práticas de saúde[18].

A COMUNICAÇÃO NA FASE DE PLANEJAMENTO DA ASSISTÊNCIA

Na etapa de planejamento da assistência, o enfermeiro escolhe, entre os diagnósticos formulados, os prioritários, elaborando uma hierarquia entre eles. Para cada um estabelece a meta da assistência, que é a declaração dos resultados de saúde que se espera que o cliente alcance. A seguir, elabora os objetivos a serem percorridos para que a(s) meta(s) seja(m) atingida(s), isto é, as condições ou comportamentos que devem ser observados no cliente, incluindo um índice de desempenho.

Embora a maioria dos enfermeiros ainda realize essa etapa do planejamento de forma solitária, configurando eminentemente um processo de comunicação intrapessoal, a recomendação para o exercício ético da enfermagem é que ela ocorra de forma compartilhada e participativa, que respeite a autonomia do cliente. Assim, tanto a seleção de prioridades como a formulação de metas e objetivos devem resultar de um processo de comunicação interpessoal, quando o cliente for um indivíduo; de pequeno grupo, quando for uma família ou um grupo; e, por fim, de comunicação de massa, quando for uma comunidade.

Outra etapa do planejamento, que sucede o estabelecimento de metas e objetivos, é a seleção de estratégias de intervenção, que consiste na maneira pela qual os objetivos serão alcançados. Praticamente todas as estratégias de intervenção descritas na enfermagem são processos comunicativos: processo ensino-aprendizagem, atividade grupal, relacionamento terapêutico, uso do *coping*, relação de ajuda, elaboração de contratos e procedimentos técnicos ou protocolos de atendimento.

Em seguida, a partir do conhecimento adquirido, elege-se a melhor estratégia (meio de alcançar o objetivo) para a situação. Todas essas etapas do planejamento são elaboradas e documentadas nas atividades acadêmicas. Comumente, nas atividades diárias do enfermeiro no meio da enfermagem, elas são executadas no domínio cognitivo, mas não são expressas ou documentadas no prontuário do paciente. Dessa forma, pode-se afirmar que se trata de uma comunicação intrapessoal. O contexto muda se tais passos passam a ser documentados.

Na escolha da estratégia a ser empregada, devem-se levar em conta as habilidades cognitivas, interpessoais e psicomotoras do profissional de enfermagem para alcançar o objetivo proposto, a natureza do diagnóstico em questão e as condições do paciente. Outro critério para sua seleção inclui a aceitação do paciente. É possível citar como exemplo uma situação em que uma pessoa está na fase de negação de ser diabética e que tem déficit de conhecimento sobre a alimentação apropriada e o uso de insulina; certamente ela não está disposta a aprender sobre esses temas nesse momento. Assim, a estratégia teria de ser outra.

Geralmente, a aplicação de estratégias do tipo protocolos ou procedimentos técnicos pode ser mais fácil para o iniciante, em comparação a outras mais apropriadas para os aspectos psicoemocionais do cliente. Deve-se lembrar que as habilidades interpessoais podem ser desenvolvidas e que dependem também da maturidade pessoal do profissional e de sua experiência de vida.

Escolhida a estratégia de comum acordo com o cliente, sempre que possível, o passo seguinte é a elaboração da prescrição. Tratam-se de ordens do enfermeiro para a realização de ações de enfermagem para o cliente. Existem recomendações gerais para sua redação, além de legislação específica por parte do Conselho Federal de Enfermagem. Comumente, o padrão é que a prescrição de enfermagem seja iniciada com verbos no infinitivo e que especifique claramente qual é a ação que deve ser executada, como e com que material, periodicidade e duração, para que não haja ambiguidades.

Uma vez escrita a prescrição no prontuário do paciente (mesmo que eletrônico), pode-se considerar que tal passo está ocorrendo em um contexto organizacional. Múltiplos profissionais farão uso, terão contato e alguns deles executarão passos dessa prescrição.

Frequentemente, o profissional lança mão de um sistema de códigos e termos próprios da área para construir as prescrições, da mesma forma que para elaborar os diagnósticos de enfermagem.

Já se empregam classificações de intervenções (ou ações) de enfermagem, com o propósito de estabelecer uma linguagem comum para descrever a prática, buscando melhorar a comunicação entre enfermeiros e entre eles e os demais membros da equipe. A Classificação de Intervenções de Enfermagem (NIC)[19] é um exemplo desse tipo de classificação, assim como a Classificação das Ações de Enfermagem da CIPE – versão Beta[18].

A COMUNICAÇÃO NA FASE DE IMPLEMENTAÇÃO DA ASSISTÊNCIA DE ENFERMAGEM

A implementação da assistência de enfermagem engloba a preparação do ambiente, do material e dos sujeitos envolvidos, e a realização da ação e a documentação, mediante registro da ação feita, de sua forma, das prioridades estabelecidas e das respostas obtidas.

Nessa fase, quando o cuidado está dirigido a um indivíduo, ocorre a relação interpessoal, que é definida como uma série de interações entre duas pessoas, por meio de mensagens verbais e não verbais que mantêm mutuamente a atenção concentrada.

O profissional não deve esquecer que a comunicação é um processo participativo, recíproco e bidirecional. Muitas vezes, ao tentar expressar pensamentos e conceitos ao outro, não se percebe que se trata de um processo de "trocas", que pode ser facilitado ou dificultado em decorrência de fatores como interesse dos interlocutores, preconceitos, tabus, ansiedade, condições de atenção e compreensão das mensagens, aceitação ou não do outro, uso de comportamentos que facilitam ou bloqueiam a livre expressão, e características do ambiente e dos elementos envolvidos na interação.

Um dos fatores que interferem na comunicação na fase de implementação da assistência é o sentir-se aceito. Em relação ao cliente, em diversas situações, o medo de não ser aceito pelo profissional pode surgir facilmente em casos de alteração da imagem corporal, restrição de contato direto por risco de transmissão de patógenos ou por pessoas que estão em situações nas quais exalam odores socialmente indesejados. Certas erupções de pele despertam sentimentos de vergonha e de desgosto, e a sensação de que estão sendo constantemente observados e de que as pessoas se afastam por receio da doença, o que pode interferir na comunicação com o paciente e, consequentemente, na assistência[20].

Nessa etapa do processo de enfermagem, é de grande valia o conhecimento de teorias da comunicação e do domínio de habilidades interpessoais. Podem-se empregar as mesmas estratégias citadas na fase de coleta de dados para buscar uma comunicação mais apropriada.

Conhecer esses entraves ou essas formas de facilitar a comunicação constitui requisito indispensável para o desempenho adequado dos profissionais que se utilizam do relacionamento humano para sua prática. Esse processo é passível de ser aprendido e adquirir tais habilidades exige contínuo investimento para substituir o comportamento interacional coloquial pelo processo consciente que habilite o aluno a comunicar-se com o paciente de maneira intencional[21].

A COMUNICAÇÃO NA FASE DE AVALIAÇÃO DE ENFERMAGEM

A avaliação trata da comparação das condições do paciente antes e após a intervenção e leva em consideração como o cliente respondeu à ação executada.

Nas três formas de avaliação propostas na literatura[22], observa-se a comunicação, como será visto a seguir:

- avaliação relacionada à estrutura – leva em conta os recursos humanos, físicos e financeiros. A comunicação ocorre por meio dos dados de registros dos procedimentos diagnósticos e terapêuticos e de cuidados, nas diferentes fontes (pasta, cardex, banco de dados), bem como das comunicações administrativas de normas, rotinas e procedimentos;
- avaliação relacionada ao processo – focaliza a assistência em si, isto é, as atividades do enfermeiro e dos demais componentes da equipe de enfermagem. Compreende as relações interpessoais, sua qualidade e a capacidade de alcançar seu objetivo;
- avaliação relacionada ao resultado – busca identificar as mudanças no comportamento do paciente e em seu estado de saúde, a partir da documentação existente e informação do próprio cliente.

A avaliação na área da enfermagem tem sido realizada na forma de "evolução": apenas contempla aspectos da análise de resultados e raramente refere-se ao processo ou à estrutura. Apresenta-se entremeada de informações que refletem o estado de saúde atual do cliente, sem necessariamente fazer uma ligação da condição atual com as intervenções realizadas.

Portanto, não se faz visível o impacto da ação de enfermagem sobre o estado de saúde do cliente. Assim, o enfermeiro não comunica seu saber e seu fazer para o cliente, que não tem clareza de que se encontra numa condição diferente em virtude da atuação de enfermagem; ele permanece despercebido (invisível) para a organização, que não possui os registros do que foi feito, e para os demais profissionais de saúde, que não conseguem perceber a natureza de sua contribuição.

Na tentativa de produzir instrumentos de avaliação capazes de quantificar a mudança do estado do paciente, advinda da intervenção de enfermagem, já se construíram escalas avaliativas como as divulgadas na Classificação de Resultados de Enfermagem (NOC)[23].

Esses indicadores favorecem não só a mensuração, como também a comunicação desses fenômenos.

CONSIDERAÇÕES FINAIS

O processo de enfermagem pode ser entendido como um processo de comunicação que ocorre no contexto intrapessoal, interpessoal, grupal, organizacional e de massa.

A análise de suas etapas mostra alto índice de comunicação intrapessoal como processo reflexivo de escolha e decisões. A comunicação interpessoal permite o encontro de dois universos: cliente e enfermeiro. É nesse terreno que ambos se conhecem, descobrem-se e se percebem. É nesse campo que o profissional presta ajuda, ensina e promove o crescimento e o desenvolvimento do outro.

Chama-se a atenção para a comunicação no contexto grupal e organizacional que o processo de enfermagem propicia. Seus dados favorecem análises científicas e relatos de experiências para outros membros do corpo de enfermagem, por intermédio de divulgação adequada; nesse caso, está sendo observado outro contexto mais amplo, o de grande grupo e, por vezes, até o de massa.

Com a crescente busca de criação de sistemas de informação, passa a ser um desafio para a enfermagem gerenciar dados. A Organização Pan-Americana de Saúde e a Organização Mundial da Saúde (Opas/OMS)[24] consideram o processo de enfermagem uma estrutura potencial para sistemas de informação em enfermagem.

Ter compreensão da complexidade comunicacional que envolve o processo de enfermagem favorece sua valorização e a busca de habilidades para cumprir melhor os objetivos de sua aplicação, seja em que contexto for.

PROPOSTA PARA ESTUDO

- Considere a elaboração do processo de enfermagem com um paciente internado. Durante a interação aluno-paciente, inúmeros fatores podem interferir na qualidade dessa interação, como o local escolhido, os sons de equipamentos, as visitas a outros pacientes, o estado de saúde do paciente que interage com você e a forma como você se dirige a ele, além dos aspectos já abordados, entre outros. Como tem sido o relacionamento entre você e seu paciente durante a assistência prestada?

Referências bibliográficas

1. Littlejohn SN. Fundamentos teóricos da comunicação humana. Rio de Janeiro: Zahar; 1982.
2. Alfaro-Lefreve R. Application of nursing process: a step-by-step guide. Philadelphia: JB Lippincott; 1985.
3. Nightingale F. Notes on nursing. Nova York: Appleton & Co.; 1860.
4. Almeida MCP, Rocha JSY. O saber da enfermagem e sua dimensão prática. São Paulo: Cortez; 1986.
5. Donhaue MP. Nursing – the finest art. An illustrated history. 2. ed. Saint Louis: Mosby; 1998.
6. Henderson V. The nature of nursing. Nova York: Macmillan Publishing Co.; 1966.
7. Peplau HE. Interpersonal relations in nursing. Nova York: Putnam's; 1952.
8. Orlando IJ. The dynamic nurse-patient relationship; function, process and principles. Nova York: Putnam's; 1961.
9. Travelbee J. Interpersonal aspects of nursing. Philadelphia: Davis; 1966.
10. King IM. A theory for nursing systems, concepts, process. Nova York: John Wiley; 1981.
11. Meleis AI. Theoretical nursing. Development and progress. Philadelphia: JB Lippincott; 1985.
12. Daniel LF. Atitudes interpessoais em enfermagem. São Paulo: Pedagógica e Universitária; 1987.
13. Westaby SR. Communication and occupational health nurse. Occup Health Nurs 1983;31(12):22-5.
14. Bachion MM, Carvalho EC, Belisário VL, Cardoso AC. Algumas reflexões sobre categorias de comportamentos verbais orais e seu emprego pela enfermagem. Cogitare Enferm 1998;3(1):118-24.
15. Bachion MM. Análise do padrão de comunicação oral entre equipe de enfermagem e parturiente. [Dissertação de mestrado.] Ribeirão Preto: Escola de Enfermagem de Ribeirão Preto, Universidade de São Paulo; 1991.
16. North American Nursing Diagnosis Association (NANDA) (org.). Diagnóstico de enfermagem da NANDA: definições e classificação – 2001-2002. Porto Alegre: Artes Médicas Sul; 2002.

17. International Council of Nurses (ICN). The international classification for nursing practice: a unifying framework – the Alpha version. Genève: ICN; 1996.
18. International Council of Nurses (ICN). International classification for nursing practice-Beta. Genève: ICN; 1999.
19. McCloskey JC, Bulechek GM. Classificação das intervenções de enfermagem (NIC). 3. ed. Porto Alegre: Artmed; 2004.
20. Brunner LS, Sudarth DS. Enfermagem médico-cirúrgica. 3. ed. Rio de Janeiro: Interamericana; 1978.
21. Carvalho EC, Bachion MM, Almeida LCP, Medeiros RN. O ensino de comunicação em Enfermagem – um desafio. Rev Latino-Americana de Enferm 1997;5(3):27-34.
22. Griffith-Kenney YW, Christensen PJ. Nursing process: application of theories, frameworks and models. 2. ed. Saint Louis: Mosby; 1986.
23. Johnson M, Maas M, Moorhead S. Classificação dos resultados de enfermagem (NOC). 2. ed. Porto Alegre: Artmed; 2004.
24. Organização Pan-Americana de Saúde (Opas)/Organização Mundial da Saúde (OMS). Building standard-based nursing information systems. Washington: PAHO; 2001.

11

DESENVOLVIMENTO DO JOGO EDUCATIVO NO ENSINO DA COMUNICAÇÃO EM ENFERMAGEM

Maguida Costa Stefanelli

Pontos a aprender

1. Elaboração de instrumentos de ensino de comunicação em enfermagem.
2. Aplicação dos instrumentos elaborados.
3. Avaliação da aplicação dos instrumentos de ensino elaborados.

Palavras-chave

Comunicação terapêutica, instrumento de ensino, jogo educativo.

Estrutura dos tópicos

Introdução. Ensino de comunicação entre enfermeiro e paciente – estratégias de comunicação terapêutica. O jogo educativo. Referências bibliográficas.

INTRODUÇÃO

O interesse da autora pelo estudo da comunicação ocorreu, inicialmente, quando atuou em uma unidade de internação e ambulatorial que atendia pacientes com epilepsia. Na ocasião, causou mal-estar na equipe de saúde da unidade a situação em que uma paciente de ambulatório foi internada em "estado de mal epiléptico". A sua família não entendeu que deveria retornar ao ambulatório antes de terminar o medicamento prescrito e que a medicação não deveria ser suspensa sem ordem médica. A procura pela assistência só ocorreu quando a gravidade do estado da paciente exigiu internação imediata.

Posteriormente, a autora presenciou situações de descaso de alguns integrantes da equipe de saúde quanto às solicitações de informações dos familiares sobre a evolução clínica de seus parentes internados. A partir desses fatos, a autora iniciou uma orientação aos profissionais de enfermagem que trabalhavam no ambulatório citado que abrangia três aspectos: 1) as informações a serem fornecidas ao paciente e seus familiares; 2) a atenção a ser dedicada aos familiares por ocasião de suas visitas ao paciente; 3) os possíveis encaminhamentos para obtenção de informações mais complexas.

Afastada cinco anos de sua prática, a autora voltou ao exercício profissional como professora da disciplina Enfermagem Psiquiátrica em uma escola de enfermagem. Ao assumir seu cargo e analisar o plano de ensino, concluiu junto à responsável pela disciplina a necessidade de vivenciar na prática o que iria ensinar aos alunos. Atualizou-se na teoria por meio da consulta à bibliografia utilizada e desenvolveu na prática o que era ministrado aos alunos. Somente após essa experiência, assumiu o ensino de campo e o teórico.

Em sua atuação no ensino, havia algo que a inquietava nas situações de comunicação com os pacientes, tanto por parte dos alunos como dos demais funcionários da unidade. Por ocasião da realização da sua dissertação de mestrado, a autora ficou mais intrigada ao constatar a dificuldade de expressão dos familiares ao descreverem as manifestações de comportamento que os levaram a procurar a assistência psiquiátrica[1].

A seguir, nas teses de doutorado[2] e livre-docência[3], a autora desenvolveu pesquisas sobre o ensino-aprendizagem da comunicação com alunos da graduação, em busca de meios que o facilitassem e o tornassem mais adequado ou terapêutico no relacionamento com o paciente que apresenta manifestações de distúrbios psiquiátricos.

ENSINO DE COMUNICAÇÃO ENTRE ENFERMEIRO E PACIENTE – ESTRATÉGIAS DE COMUNICAÇÃO TERAPÊUTICA

As estratégias de comunicação são consideradas essenciais para o alcance de interação eficiente e eficaz entre enfermeiro e paciente[3-6].

Em sua tese de doutorado, a autora organizou as estratégias encontradas na literatura em três grupamentos (Quadro 11.1), a fim de facilitar o processo de ensino-aprendizagem e, consequentemente, o desempenho dos alunos[2].

Quadro 11.1 Grupamentos das estratégias de comunicação terapêutica[2]

Grupamento de expressão – facilita a descrição da experiência e a expressão de pensamentos e sentimentos sobre essa situação
Ouvir reflexivamente
Usar terapeuticamente o silêncio
Verbalizar aceitação
Verbalizar interesse
Usar frases em aberto ou reticentes
Repetir comentários feitos pelo paciente
Repetir as últimas palavras ditas pelo paciente
Fazer perguntas
Devolver a pergunta feita
Fazer pergunta relativa às informações dadas pelo paciente
Usar frases descritivas
Introduzir problema relacionado
Permitir ao paciente que escolha o assunto
Colocar em foco a ideia principal
Manter o paciente no mesmo assunto
Verbalizar dúvidas
Dizer não
Estimular a expressão dos sentimentos subjacentes
Grupamento de clarificação – ajuda a esclarecer o conteúdo expresso
Estimular comparações
Solicitar esclarecimento de termos incomuns
Solicitar ao paciente que precise o agente da ação
Descrever os eventos em sequência lógica
Grupamento de validação – auxilia a verificação da compreensão da mensagem
Repetir a mensagem do paciente
Pedir ao paciente que repita o que foi dito
Sumarizar o conteúdo da interação

A partir da aquisição dessa competência, a pesquisadora estudou sobre a comunicação na assistência e no ensino da enfermagem com seus orientandos e bolsistas de graduação, especialização, mestrado e doutorado e com outros enfermeiros, que atuam em escolas de enfermagem, na assistência hospitalar ou extra-hospitalar em diversas áreas da enfermagem[7-12].

O ensino-aprendizagem da comunicação terapêutica enfermeiro-paciente requer maior conhecimento dessa prática e maior flexibilidade do professor, além de exigir a utilização de diferentes estratégias, tanto em sala de aula como no ensino de campo[2,3,13].

Os alunos sugeriram que o conhecimento apresentado sobre comunicação deveria permear todo o curso de graduação, como aspecto fundamental de sua formação.

Apesar desses estudos, percebe-se que essa questão representa um desafio aos alunos e mesmo aos enfermeiros na abordagem do paciente, seja na explicação de rotinas, orientações, informações sobre os procedimentos que executam ou, simplesmente, ao escutá-lo. Esse desafio se torna mais acentuado quando se observa a comunicação que ocorre entre enfermeiro ou aluno e pessoas com distúrbio psiquiátrico[14].

Considerando que cada momento é único e não se repete, tendo em vista as peculiaridades pessoais, de tempo e de espaço, e que a saúde mental e a comunicação interpessoal são afetadas mutuamente, o enfermeiro tem de enfrentar os desafios e tornar cada palavra, ação, gesto, em suma, sua comunicação em um momento terapêutico.

Na tentativa de melhor compreender o fenômeno da comunicação humana e de ajudar o homem a valer-se dessa habilidade de modo mais útil, há vários artigos, teses e capítulos de livros que descrevem as abordagens teóricas sobre comunicação, comunicação terapêutica e relacionamento terapêutico em enfermagem[2,13-15].

Em pesquisa realizada sobre o processo ensino-aprendizagem das estratégias de comunicação agrupadas como apresentado no Quadro 11.1, verificou-se um aumento significativo na frequência da utilização das estratégias de comunicação, tanto quando consideradas em conjunto como quando tomadas em termos de número médio por aluno nos diferentes grupamentos. No estudo da adequação quanto ao uso das estratégias não foram evidenciadas diferenças significativas entre os grupamentos expressão e clarificação. No grupamento de validação, a adequação foi significativamente maior no grupo experimental[2].

Durante a realização desse trabalho, era comum ouvir das outras docentes da disciplina "os alunos estão conseguindo identificar as estratégias de comunicação" ou "veja só, ela usou até a técnica sumarizar, identificando-a como técnica que ajuda a...". Esses momentos foram muito gratificantes, pois demonstraram as apropriações das vivências teóricas e práticas da disciplina.

Pode-se afirmar, portanto, que é possível adquirir a competência em comunicação terapêutica como um saber fidedigno e básico da enfermagem em geral e como competência essencial para a qualidade do relacionamento enfermeiro-paciente, componente essencial da assistência de enfermagem psiquiátrica e em saúde mental.

O JOGO EDUCATIVO

Em sua tese de livre-docência, a autora desenvolveu um jogo educativo para o ensino de comunicação, abrangendo as conceituações gerais sobre o assunto, as estratégias de comunicação terapêutica, os modos não terapêuticos de comunicação e os desafios à comunicação terapêutica[3].

Neste capítulo, está apresentada a estratégia do jogo construído, em atenção às frequentes solicitações, de enfermeiros e alunos de enfermagem e de profissionais de outras áreas da saúde, de vários pontos do Brasil recebidas pela autora.

Apesar de ter obtido resultados satisfatórios na pesquisa de doutorado, comentada de forma sucinta anteriormente[2], a pesquisadora continuava inquieta com as seguintes dúvidas e perguntas em mente[3]:

- por que a utilização e identificação das estratégias de comunicação terapêutica constituem um desafio para os alunos, principalmente quando seu estudo é ministrado em disciplinas anteriores? Por que não as utilizam no momento certo? Por que vários deles fazem tantas perguntas ao paciente, quando seria possível incentivar a comunicação utilizando outras estratégias?
- por que os alunos somente se reportam às estratégias de comunicação terapêutica e não aos outros aspectos da comu-

nicação geral, por exemplo, comunicação não verbal, confirmação, desconfirmação, dupla mensagem, problemas de espaço, entre outros, que estão diretamente relacionados à comunicação terapêutica?

Com base na revisão de literatura sobre o uso do jogo educativo em enfermagem[3], a autora projetou um estudo com o objetivo de elaborar um jogo para o ensino, a reflexão e a sistematização da aprendizagem da comunicação terapêutica enfermeiro-paciente em seus diferentes aspectos e avaliá-lo como estratégia de ensino-aprendizagem.

REFERENCIAL METODOLÓGICO

A cronologia de avaliação, de Thiagarajan[16], foi adotada como referencial para a construção do jogo. Ela está constituída por seis estágios (Quadro 11.2).

Quadro 11.2 Cronologia de avaliação proposta por Thiagarajan[16]

1.	Autoavaliação da lista de mensagens
2.	Avaliação por juízes do conteúdo do instrumento
3.	Avaliação por juízes sobre a viabilidade do jogo
4.	Teste do jogo antes de utilizá-lo como estratégia de ensino
5.	Avaliação imediata efetuada por todos os envolvidos
6.	Avaliação mediata efetuada por todos os envolvidos

Inicialmente, após reflexão sobre a literatura disponível[3], foi elaborada uma lista de mensagens de forma a integrar os conceitos de comunicação geral e de comunicação terapêutica enfermeiro-paciente, na qual também foram incluídos tópicos sobre as estratégias de comunicação terapêutica utilizadas no relacionamento enfermeiro-paciente (ver Capítulos 3 a 7).

A lista elaborada foi revista inúmeras vezes pela pesquisadora até chegar à conclusão de que elas poderiam propiciar a reflexão e incentivar a discussão sobre seu conteúdo, o que exigiria a evocação dos conceitos básicos sobre o assunto, não expressos nas mensagens apresentadas na lista. Terminou-se assim o primeiro estágio da cronologia de avaliação adotado como referencial metodológico para a elaboração do instrumento a ser utilizado nesse estudo, denominado autoavaliação[16].

Após o primeiro estágio, esse rol de mensagens foi submetido à apreciação de quatro juízes considerados peritos no assunto – uma professora de Enfermagem Psiquiátrica, com curso de especialização em Enfermagem Psiquiátrica em Ann Habor (EUA), tendo como professora uma discípula de Peplau; um professor de Fundamentos de Enfermagem, disciplina na qual é ministrada uma unidade sobre comunicação; uma professora de Fundamentos de Enfermagem, que estava elaborando sua dissertação sobre comunicação não verbal na interação enfermeiro-paciente durante a consulta de enfermagem; uma ex-paciente de um hospital geral, formada em Letras, com preparo didático-pedagógico e conhecimentos sobre semiologia e comunicação geral e terapêutica enfermeiro-paciente. Essa ex-paciente leu todas as mensagens da lista e discutiu-as uma a uma com a autora, enfatizando a necessidade de todo enfermeiro conhecer os aspectos mencionados, a fim de perceber o paciente como ser humano, em suas especificidades e necessidades.

Houve uma concordância de 100% entre os juízes sobre a manutenção de todas as mensagens, assim como sobre a validação da compreensão delas, pois apenas um juiz questionou o conteúdo de três mensagens: as técnicas de comunicação mais importante são as do grupo de clarificação; as técnicas de comunicação mais importantes são as do grupo de expressão; as técnicas de comunicação mais importantes são as do grupo de validação. Quando foi explicado que essas três mensagens foram colocadas para propiciar a reflexão e discussão sobre os três grupos, o juiz concordou que, para atingir esses objetivos, os conceitos deveriam ser mantidos.

Cumpriram-se assim o segundo e o terceiro estágios da cronologia de avaliação, ou seja, a avaliação por juízes do conteúdo do instrumento e do juízo sobre a viabilidade do jogo, obtendo-se 100% de concordância em ambos os estágios[16].

A verificação da viabilidade do jogo, que seria a tentativa de jogar informalmente, foi cumprida quando a autora e dois juízes analisaram o conteúdo de cada conceito, o que foi praticamente uma situação de jogo. A pesquisadora já havia realizado simulações, tentando desempenhar o papel dos participantes. Nessas vivências do jogo não se verificou a necessidade de alterações.

Após essas etapas, considerou-se o jogo como pronto para ser testado. Foi feito um jogo com 35 cartas, em que cada uma continha uma mensagem diferente, previamente avaliada. Teve-se o cuidado de não elaborar um jogo com um número excessivo de cartas para não cansar os participantes e provocar desinteresse[16].

As cartas e as regras do jogo foram elaboradas por Stefanelli[3] e serão apresentadas a seguir.

O JOGO – COMUNICAÇÃO ENFERMEIRO-PACIENTE – E SUAS REGRAS

Destinatários

Graduandos e pós-graduandos em enfermagem e profissionais da área interessados em construir um conhecimento sobre os processos de comunicação e comunicação terapêutica no relacionamento com o paciente.

Objetivo

Propiciar a reflexão e a discussão em grupo das mensagens contidas nas cartas do jogo, abarcando os conceitos e as estratégias sobre os processos de comunicação e comunicação terapêutica no relacionamento enfermeiro-paciente.

Material

Trinta e cinco cartas contendo mensagens conceituais e estratégicas sobre os processos de comunicação e de comunicação terapêutica no relacionamento enfermeiro-paciente.

Duração

Uma hora e meia a duas horas.

Número de participantes

Grupos de quatro a sete alunos, sendo um deles escolhido como coordenador do grupo. Se os participantes não se conhecerem, deve-se iniciar por uma apresentação individual.

Espaço necessário

Salas separadas para que cada grupo possa jogar sem sofrer interferência de ruídos dos outros grupos.

Regras do jogo

As regras do jogo foram elaboradas pela autora. Elas foram modificadas e ampliadas com base na literatura encontrada e, em parte, fundamentadas nas regras contidas no jogo El-Naipe de la educación continuada para el autocuidado, de Langes Campos, apresentado no Seminário de Educação para Autocuidado em Saúde, na Pós-Graduação da Escola de Enfermagem da Universidade de São Paulo, em 1987. As regras são as seguintes:

1. De acordo com o número de jogadores, as cartas são distribuídas equitativamente, ao acaso, e de modo a assegurar que no mínimo 28 cartas sejam analisadas pelo grupo. As outras sete cartas deverão permanecer na mesa com as mensagens voltadas para baixo.
2. Na primeira rodada do jogo, cada aluno escolhe uma mensagem.
3. Após escolher a mensagem, o aluno a lê para o grupo, expõe o que pensa sobre ela, fundamenta sua explicação, informa sobre sua importância e dá os esclarecimentos que julgar necessários. A rodada termina quando todos do grupo expuseram suas ideias a respeito de cada carta escolhida.
4. A seguir, há a discussão em grupo para a escolha da mensagem ou afirmação considerada pelo grupo como a mais significativa para a comunicação enfermeiro-paciente. A carta escolhida fica no centro da mesa e as outras são descartadas.
5. A operação é repetida, a partir do item 2, até que se esgotem pelo menos 25 mensagens.
6. Se o grupo esgotar as 28 mensagens antes de completar 1 hora e meia, cada participante pode pegar uma das cartas restantes que ficaram sobre a mesa e jogar mais uma rodada.
7. Terminado o jogo, a coordenadora do grupo providenciará para que as mensagens escolhidas sejam registradas em uma folha de papel.
8. Quando o professor acompanha, durante todo o tempo, o jogo dos diversos grupos, ele pode encerrá-lo ao término do item 7, uma vez que, ao passar pelos grupos, orienta sobre possíveis dificuldades e dúvidas surgidas do início ao fim do jogo.

9. Se os estudantes optarem por uma reunião de todos os grupos em uma sala de aula, as mensagens, prevalentes em cada grupo, serão apresentadas, tendo os alunos liberdade para rediscuti-las. Quando o professor julgar necessária essa reunião geral, ele também poderá propô-la.

Mensagens do jogo

As mensagens contidas no jogo estão no Quadro 11.3.

Quadro 11.3 Mensagens contidas no jogo

1.	A comunicação não verbal é tão ou mais importante que a verbal, dependendo da situação
2.	O enfermeiro tem de considerar a comunicação com o paciente como um processo recíproco
3.	Paciente e enfermeiro sofrem influência da comunicação a curto, médio e longo prazo
4.	A desconfirmação é uma forma patológica de comunicação
5.	O ato comunicativo é único e não se repete
6.	A confirmação é uma forma de comunicação
7.	O nível interpessoal e o grupal sofrem influência do intrapessoal
8.	Os modos não terapêuticos de comunicação prejudicam a comunicação enfermeiro-paciente
9.	O conhecimento dos pressupostos básicos da comunicação humana é fundamental para o desenvolvimento da comunicação terapêutica
10.	Ouvir reflexivamente é uma capacidade a ser aprendida pelo enfermeiro no processo de comunicação
11.	O silêncio, quando usado terapeuticamente, é uma das estratégias de comunicação mais indicadas
12.	A capacidade de comunicação pode ser aprendida
13.	Para o desempenho da assistência de enfermagem, segundo a teoria de Peplau, é imprescindível o conhecimento sobre comunicação terapêutica
14.	Colocar em foco a ideia principal é a estratégia de comunicação terapêutica mais importante
15.	As estratégias de comunicação mais importantes são as do grupo de expressão
16.	A comunicação é um processo contínuo (pressuposto básico)
17.	Somente com a habilidade em comunicação terapêutica é possível a assistência integral em enfermagem
18.	As estratégias de comunicação mais importantes são as do grupo de validação
19.	O homem não existe sem se comunicar (pressuposto básico)
20.	A comunicação é o componente central da saúde mental (pressuposto básico)
21.	O uso da comunicação terapêutica permite, mais facilmente, o atendimento dos aspectos emocionais do cuidado

(continua)

Quadro 11.3 Mensagens contidas no jogo (*continuação*)

22.	As estratégias de comunicação mais importantes são as do grupo de clarificação
23.	Fazer perguntas também é uma estratégia de comunicação terapêutica
24.	Incentivar a expressão de sentimentos subjacentes requer conhecimento do paciente
25.	As barreiras à comunicação bloqueiam o processo de comunicação
26.	É fundamental saber quem emite a mensagem, para quem, por meio de que canal, qual seu conteúdo e qual o efeito (respostas) da comunicação
27.	As características da comunicação terapêutica (flexibilidade, propriedade, eficiência e resposta) têm que ser observadas durante todo o processo da comunicação entre o enfermeiro e o paciente
28.	A sequência a ser observada no processo de comunicação inclui descrição da experiência e dos pensamentos e sentimentos produzidos sobre ela
29.	O plano intrapessoal da comunicação é um dos menos suscetíveis à observação e à correção
30.	A dupla mensagem é apontada como uma das causas de desajuste emocional e doença mental
31.	O processo de comunicação se dá nos planos intrapessoal, interpessoal e grupal
32.	A negação ou rejeição também é uma das formas sadias de comunicação
33.	A significação dos fatos resulta da interação social que o homem vivencia com seus pares
34.	A comunicação se dá sempre dentro de um contexto e este tem influência sobre ela
35.	O homem age com base na significação que os fatos têm para ele (pressuposto básico)

PRÉ-TESTE

Prontos o jogo de cartas de mensagens e as regras do jogo, foi iniciado o quarto estágio, recomendado por Thiagarajan[16], ou seja, testar o jogo antes de utilizá-lo como estratégia de ensino. O pré-teste foi realizado com três mestrandas da área de Enfermagem Psiquiátrica. Elas foram consideradas peritas no assunto, uma vez que já eram profissionais da referida área, na qual a habilidade em comunicação é mais exigida; duas eram professoras de Enfermagem Psiquiátrica e a terceira, enfermeira da área assistencial. No semestre anterior, haviam estudado, discutido e apresentado, sob a forma de seminário, a fundamentação e o referencial teórico sobre o processo de comunicação, bem como da comunicação terapêutica, suas estratégias e sua utilização no relacionamento enfermeiro-paciente.

Procedimentos

O jogo foi realizado com as alunas das disciplinas de Fundamentos de Enfermagem e de Enfermagem Psiquiátrica.

No início da unidade, cada turma foi avisada de que, ao término desta, a professora iria utilizar outra estratégia de ensino sobre o assunto. Não foi informado se essa estratégia seria o jogo.

Na hora da aplicação dessa estratégia, o jogo foi apresentado aos alunos como um recurso para facilitar o aprendizado, a reflexão e a sistematização dos principais conceitos teóricos estudados de modo participativo, em grupo. Antes do início do jogo, foi feita a descrição do jogo de cartas e das regras de seu uso. Foi esclarecido que seu objetivo não continha a ideia de competição e que todos seriam ganhadores, pois o importante seria a reflexão, a participação e a aprendizagem em grupo.

A seguir, foi solicitado aos alunos que formassem grupos em número de quatro a sete, de modo que, na distribuição das cartas, um número destas, igual ao número de participantes, permanecesse na mesa. Foi dada plena liberdade para a formação dos grupos, uma vez que havia uma limitação de tempo para a realização do jogo e porque não pareceu significativa, para o jogo, a indicação de grupos previamente determinados. Além disso, a inibição geralmente ocorre quando se formam grupos de discussão e poderia ser mais rapidamente superada se os alunos se sentissem mais confortáveis no grupo.

Foi assegurada a eles plena liberdade de participação e foram avisados de que não seriam avaliados por sua atuação durante o jogo.

A ideia de não serem discutidas todas as mensagens das cartas foi para despertar nos alunos a curiosidade e o consequente interesse pelas mensagens restantes. As cartas que restaram funcionavam como cartas substitutas para as mensagens que os participantes julgavam "fracas" ou não tão relevantes quanto as outras ou se encontrassem dificuldade para argumentar sobre algumas das mensagens recebidas, na distribuição das cartas.

Foram formados quatro grupos de alunos de Fundamentos de Enfermagem e quatro de Enfermagem Psiquiátrica, em momentos distintos, utilizando-se ao todo quatro salas.

Após a realização do jogo, solicitou-se aos grupos e juízes que fizessem a avaliação dele como estratégia de ensino-aprendizagem tendo em mente seus objetivos. Cumpriu-se assim o quinto estágio[16], ou seja, a avaliação imediata.

Como preconizado por Thiagarajan[16], a utilização do jogo pela autora, com os alunos de Fundamentos de Enfermagem, foi feita com a presença de dois juízes, que já haviam avaliado os conceitos arrolados para a confecção do jogo; a sua presença foi solicitada para evitar parcialidade no julgamento da autora e verificar possíveis discrepâncias entre a percepção desta e a dos peritos, professores de Fundamentos de Enfermagem[16].

A utilização do jogo com os alunos de Enfermagem Psiquiátrica foi realizada apenas com a autora presente, que era professora dessa disciplina.

Ao término de cada disciplina, pesquisadora, alunos e juízes presentes avaliaram de novo o jogo, dessa vez individualmente, situação que se assemelha ao sexto estágio de Thiagarajan[16], chamado de avaliação mediata.

ANÁLISE E COMENTÁRIOS

A população do estudo, a autora e os peritos fizeram avaliação imediata e mediata da utilização do jogo elaborado, como preconizada por Thiagarajan[16].

Avaliação imediata da pesquisadora

Como não houve discrepância entre as duas turmas, nas observações e nas notas de campo realizadas pela autora, elas foram analisadas em conjunto. Foi assegurada a discussão sobre, no mínimo, 28 mensagens contidas nas cartas do jogo.

Desde o início do jogo percebeu-se nítido interesse dos alunos e seu envolvimento nas discussões das mensagens contidas nas cartas.

Por vezes, um aluno era interrompido por outro em sua exposição, mas logo outro elemento do grupo lembrava as regras do jogo, com frases como: "Vamos ouvi-la até o fim", "Como assim? Termine seu pensamento". Houve interferência da autora ou dos juízes somente para lembrar aos participantes o direito de cada um de argumentar sobre o conceito por ele escolhido, de ser ouvido e de esclarecer possíveis dúvidas.

Quando necessário, foi dado esclarecimento sobre a mensagem em discussão, o que só aconteceu duas vezes, quando surgiu a mesma dúvida para dois grupos, de cada turma, sobre a mensagem referente a "negação ou rejeição". Perguntaram: "O que é mesmo negação? E rejeição?". Essa discussão sugeriu que se deve suprimir o termo "rejeição" e conservar apenas "negação" na carta do jogo. O termo rejeição pode dar margem à dupla interpretação em virtude de sua utilização, com sentido diferente na prestação da assistência de enfermagem.

Após cada aluno ler o conceito escolhido e argumentar sobre sua importância na comunicação enfermeiro-paciente, seguia-se uma discussão acalorada entre eles para a tomada de decisão sobre qual mensagem deveria prevalecer em cada rodada (i. e., qual era a mais significativa).

Apesar do envolvimento verificado na discussão, o respeito mútuo foi mantido durante todo o tempo e a expressão do pensamento fluiu livremente.

Acredita-se que essa liberdade entre os participantes ocorreu, em parte, em consequência do modo como foram formados os grupos e da explicação de que não haveria ganhadores ou perdedores. O importante seria a discussão entre eles, o resultado da reflexão sobre as mensagens contidas em cada carta e a articulação com outros conceitos sobre o assunto. Foi interessante e prazeroso observar que essas articulações ocorreram, com mais frequência, no momento das discussões em grupo, quando os alunos tentavam usar o conhecimento teórico sobre comunicação, adquirido no decorrer da unidade, para argumentar sobre a mensagem escolhida e, o que é mais importante, para estimular os colegas a se expressarem, refletirem ou a recordarem do significado da mensagem.

Esse incentivo foi necessário por poucas vezes porque, de modo geral, todos os estudantes se envolveram no jogo num clima aparentemente sem ansiedade, pois sorriam e falavam livremente, num processo de ajuda mútua.

Às vezes, a escolha da mensagem mais significativa tornava-se difícil para os grupos, porque seus participantes achavam que todas as mensagens eram importantes e nenhuma delas poderia ser descartada. Esse foi um dos momentos mais ricos dessa estratégia de ensino-aprendizagem. Os alunos reiniciavam a discussão, a fim de fundamentar sua argumentação, valendo-se também de suas experiências de vida anterior. A utilização da própria experiência na discussão e sua associação com novos conhecimentos são muito importantes para favorecer o sentimento de autoaceitação e reforçar sua identidade em termos da experiência vivida.

A seguir, refletiam juntos sobre os argumentos que conseguiram trazer para o grupo, até chegarem ao consenso sobre a escolha da mensagem.

Esses aspectos mostram que, com a utilização do jogo de cartas, foi atingido o objetivo de promover a reflexão sobre o processo de comunicação enfermeiro-paciente, dentro de um ambiente de cooperação e participação. Compartilhar ideias incentiva o uso das áreas de atenção, raciocínio, memória, pensamento, bem como sua expressão verbal, o que consequentemente pode ter influenciado no aprendizado dos conceitos sobre comunicação.

Pode-se afirmar que o jogo constituiu uma experiência adequada e prazerosa de troca de ideias e informações entre os participantes, que tiveram a oportunidade de compartilhar a responsabilidade da própria aprendizagem, fazer avaliação com pares e desenvolver o processo de tomada de decisão.

Os resultados descritos até aqui permitem afirmar que o jogo, como foi organizado, propiciou também o desenvolvimento dos domínios afetivo e cognitivo. A aceitação do outro e o respeito mútuo demonstrados pelos alunos e a forma que encontraram para solucionar os impasses surgidos comprovam essa afirmação. Por exemplo, o empate na escolha do conceito mais significativo ocorreu em dois grupos de alunos, um de Fundamentos e outro de Enfermagem Psiquiátrica. Nos dois casos, os participantes resolveram deixar a decisão da escolha da carta mais significativa para o final do jogo, continuaram a discussão livremente e, no final, retomaram o "caso do empate" e nos dois grupos foi dito claramente: "agora vamos avaliar e decidir por que os dois conceitos são igualmente importantes para nós, deixamos os dois ou escolhemos um deles?".

Após nova discussão, cada grupo decidiu por um dos conceitos e um dos alunos, de um dos grupos, comentou com o colega que relutava em acatar a decisão final: "Toda decisão implica um ganho e uma perda. Temos de aprender a trabalhar com os dois lados", o que foi dito em tom de voz convincente, sem hostilidade aparente; o aluno concordou e disse que reconhecia que precisava aprender como aceitar "essa decisão". Esse é um dos pontos positivos que há na "aprendizagem afetiva", por exemplo, o amadurecimento e a demonstração de sentimento empático. Esses elementos podem ser observados no comentário anterior e em outro também extraído de uma das falas dos alunos, "Até que enfim conseguimos pensar, sentir e agir sem brigas para aprender algo".

O jogo facilitou a expressão de conhecimento em grupo, num clima de aceitação, respeito mútuo, envolvimento e empatia, e propiciou a aquisição de conhecimento, integrando as áreas cognitivas e afetivas.

Avaliação imediata dos juízes

Os dois peritos que acompanharam a utilização do jogo na disciplina Fundamentos de Enfermagem fizeram uma avaliação imediata e outra mediata.

Na avaliação imediata de um deles foram encontrados os seguintes comentários:

- "considero o jogo bastante válido como reforço pelas discussões travadas (...) e que estimulam o uso da argumentação mais corretamente; porque possibilitou ao aluno desenvolver sua própria habilidade em comunicar-se (...) bem como o inter-relacionamento entre os conceitos; criar a argumentação foi um exercício válido";
- "os grupos pareceram bastante estimulados, pelo tom dos discursos ouvidos, pela ênfase nas argumentações e pelas gestualidades dos membros para dar ênfase à complementação das ideias. Ninguém se mostrou indiferente a sua carta do jogo";
- "outro dado válido foi a dificuldade demonstrada pelos grupos para excluir mensagens e a utilização de todo o tempo dado para o jogo".

O outro perito fez os seguintes comentários:

- "acompanhando os participantes durante o desenvolvimento do jogo educativo, pude observar que esse recurso estimula a argumentação que, por sua vez, pressupõe conhecimento do assunto e raciocínio";
- "essa estratégia possibilita e até obriga a participação de todos os componentes, de tal forma que mesmo os mais inibidos têm oportunidade de emitir opinião sobre o assunto";

- "a validade dessa estratégia é indiscutível por ser um recurso que consolida e reforça conceitos aprendidos".

Pode-se verificar que a percepção dos peritos é, em sua grande maioria, coincidente com a percepção da autora, o que é tranquilizador, pois Thiagarajan recomenda a presença desses juízes na utilização do jogo para evitar a subjetividade na sua avaliação[16].

Avaliação imediata dos alunos

Aos alunos foi solicitada imediatamente após o término do jogo, a avaliação em grupo e por escrito da experiência vivenciada. É interessante notar que, nessa fase, os alunos de Fundamentos de Enfermagem e de Enfermagem Psiquiátrica não divergiram entre si; resgataram a importância e a validade do jogo para a reflexão, construção, fixação, revisão e avaliação do aprendizado.

Algumas frases podem elucidar essa observação: "leva à reflexão com respeito mútuo"; "é uma experiência construtiva e muito boa para ajudar a fixar e relembrar conceitos"; "oportunidade para todos participarem ativamente"; "válido para aprofundamento no assunto e integração intra e interpessoal".

Merece destaque a percepção dos alunos de que na discussão dos conceitos sobre comunicação tiveram também de aplicá-los e avaliálos e de se avaliarem mutuamente, para, dentro de um clima de respeito mútuo, chegarem à tomada de decisão, por exemplo, "o debate é importante para o desenvolvimento do respeito mútuo"; "a metodologia atingiu plenamente os objetivos propostos: reflexão, avaliação e reforço dos conceitos apresentados em sala de aula"; "bom porque permite aplicação dos próprios conceitos de comunicação na discussão".

Os alunos de Fundamentos de Enfermagem fizeram crítica à presença de três pessoas, a autora e os juízes, pois acharam que sua circulação pelos grupos dispersa a atenção dos alunos e que uma pessoa seria suficiente. Na disciplina de Enfermagem Psiquiátrica, o jogo foi realizado somente com a autora, sem a ocorrência de problemas.

Thiagarajan[16] preconiza a presença de juízes durante o jogo. Para tal, é necessário estudar um meio de utilizá-los sem que constituam um estímulo negativo. A experiência da pesquisadora permite afirmar que para quatro grupos de até sete alunos, uma pessoa adequadamente preparada é suficiente, desde que os grupos fiquem em salas próximas[3].

Avaliação mediata da pesquisadora

A avaliação mediata da autora é tão entusiástica quanto a dos peritos. O seu entusiasmo aumentou quando, ao término da disciplina Enfermagem Psiquiátrica, percebeu nos alunos a aquisição de conhecimento sobre comunicação, seu envolvimento no uso dessa habilidade e seu interesse em conhecer os resultados desse trabalho, o que demonstra ter sido atingido um dos objetivos do ensino dessa disciplina, que é adquirir habilidade no uso da comunicação com o paciente.

Avaliação mediata dos juízes

Os juízes mencionaram a importância e a utilidade do jogo como elemento reforçador de ideias e conceitos ministrados nas aulas teóricas. Consideraram também a importância dos diálogos e das discussões ocorridos durante o processo de comunicação – a arte de falar, defender seus pontos de vista face a face, relacionar ideias, avaliar argumentações e tomada de decisões. A presença da parte afetiva durante o jogo pode ser evidenciada nessa avaliação pelos comentários: "(...) a euforia e veemência das discussões" e "(...) fixação de conceitos por meio do raciocínio e da argumentação (...)".

A veemência com que alguns elementos dos grupos defenderam seus pontos de vista também ressaltou o envolvimento com a estratégia utilizada.

Um dos peritos comentou a resposta obtida em uma pergunta, da prova escrita para avaliação do aluno sobre comunicação, ao término da disciplina. Ele afirma que pelas respostas houve "boa compreensão dos conceitos elaborados"; acrescentou ainda que essa estratégia de ensino não só é útil para o aluno como também para avaliar o professor, sua capacidade expositiva e sua correta formulação de conceitos.

Outro acrescentou que o jogo serve para avaliar não só o grau de assimilação dos alunos, mas a estratégia de ensino, que poderá ser corrigida e modificada se necessário. Ambos mencionaram que o jogo educativo é válido para várias disciplinas e diferentes tipos de temas.

Um deles comentou a importância da presença de alguém com domínio do assunto (peritos) para esclarecer conceitos, tirar dúvidas e ressaltar ou dar exemplos que facilitem a compreensão do próprio "comportamento comunicativo" dos elementos do grupo.

Verificou-se que, pelas avaliações mediatas, os dois juízes reforçaram o que haviam afirmado na avaliação imediata, demonstrando maior segurança.

Avaliação mediata dos alunos

A avaliação mediata dos alunos foi feita ao término das disciplinas Fundamentos de Enfermagem e Enfermagem Psiquiátrica. Em geral, as avaliações individuais corroboraram as avaliações feitas em grupo anteriormente.

Nessa avaliação, surgiram pontos coincidentes e divergentes, ou melhor, pontos não coincidentes, que resultam de percepções diferentes, mas não chegam a ser realmente divergentes. Somente a turma de Fundamentos de Enfermagem, que é do terceiro semestre letivo, considerou o jogo como prática para a vida real. Quando o aluno percebe a relevância do assunto estudado para aplicação na prática e na vida como um todo, a motivação para o aprendizado aumenta.

Na avaliação escrita, os alunos do sétimo semestre comentaram com a pesquisadora a importância do uso de novas estratégias de ensino, principalmente quando elas: permitem "vivenciar os conceitos aprendidos e em grupo"; "facilitam a concentração de atenção"; "propiciam o raciocínio e a capacidade de argumentação e permitem maior conhecimento e entrosamento com colegas".

Quanto a esse último aspecto, pode-se salientar que ele já é um preparo para a vida profissional ou como um todo, porque os alunos vão encontrar ou têm pacientes e colegas com personalidades diferentes, de várias culturas, com os quais eles têm de aprender a interagir. Pode-se ressaltar que é também um incentivo para a vida como um todo, pois a comunicação é inerente ao ser humano e às diversas esferas de sua vida.

Quando o aluno seleciona a "comunicação como um processo recíproco" e dá destaque à importância do contexto, é possível inferir que ele considera a si próprio e ao paciente como sujeitos participantes que interagem dentro de um contexto e sofrem influência deste e da interação realizada.

É interessante registrar ainda a coincidência da seleção das mensagens em todos os grupos de alunos de ambas as turmas; esse fato pode ser plenamente percebido por expressões dos alunos das duas disciplinas, por exemplo: "tudo é tão importante, como selecioná-las?" e "uma depende da outra, selecionando esse conceito estarei descartando outro que também deve ser considerado".

Analisando as mensagens não coincidentes selecionadas, pode-se perceber que os alunos de Fundamentos de Enfermagem, apesar de selecionarem pressupostos básicos, escolheram mais as mensagens que caminhavam do específico para o geral. Por outro lado, os de Enfermagem Psiquiátrica selecionaram os conceitos gerais mais abrangentes e duas técnicas de comunicação consideradas básicas, "ouvir reflexivamente" e "usar terapeuticamente o silêncio", para o desenvolvimento da relação enfermeiro-paciente e para a utilização das outras técnicas de comunicação terapêutica. Referiram-se ainda aos modos não terapêuticos.

Esses fatos não deixam de indicar uma evolução dos alunos ao longo do curso sobre o conhecimento adquirido e a preocupação com o todo, sem prejuízo da especificidade.

CONCLUSÕES E COMENTÁRIOS FINAIS

Pode-se afirmar que houve interesse dos alunos e seu desenvolvimento nas áreas cognitiva, afetiva, social e pragmática.

Cognitiva, porque os alunos utilizaram a teoria apreendida no processo para discutir e defender pontos de vista sobre as mensagens contidas nas cartas na situação do jogo, argumentando e contra-argumentando com propriedade. Para tal, valeram-se também de seu repertório, solicitando esclarecimentos quando necessário.

Afetiva, porque o envolvimento dos alunos foi perceptível, tanto pela participação verbal como pela não verbal, sendo percebido pelo tom de voz, pela gestualidade e pela postura na cadeira; o clima foi de aceitação e respeito mútuos, em que os participantes procuraram levar uns aos outros a compreenderem as manifestações de comportamento que ocorreram.

Social, porque envolveu uma situação grupal, na qual cada sujeito exerceu seu papel no âmbito individual e no coletivo nas argumentações e decisões, vivenciando uma situação real de interação, aceitação e respeito ao outro.

Pragmática, porque o jogo propiciou a prática efetiva da teoria sobre a comunicação apreendida e aprendida nas interações vivenciadas pelos participantes no jogo, o que demonstra a importância da comunicação em outras situações de vida. A utilização do termo pragmática pode intrigar o leitor, mas é o melhor para ser usado nesse momento porque não se trata do domínio psicomotor e sim da associação das áreas cognitiva e afetiva e de sua utilização na prática, o que foi percebido claramente pelos alunos, pelos juízes e pela autora.

Os alunos também extrapolaram sua percepção para situações comuns de vida e presentes em outras áreas de enfermagem. Eles se valeram também, para isso, de suas experiências anteriores nos diálogos e nas discussões, como percebido pelos peritos e comentado pelos alunos, que chegaram a afirmar que o jogo permitiu o aprofundamento do conhecimento e a integração intra e interpessoais tendo dado, portanto, oportunidade para vivenciar o processo de comunicação em uma situação menos estressante. Isso, talvez, porque fora abolido o caráter de avaliação da participação dos alunos no jogo e efetuada a exposição inicial sobre o assunto antes de seu início, o que pode ter facilitado o aprendizado, já que as pessoas têm estilos diferentes de aprendizagem. Um complementa o outro.

Os termos "reforço de conhecimento" e "consolida o assunto" pressupõem conhecimento anterior e sua relação com o tema em foco. Evidenciaram também a necessidade de os alunos terem informações prévias para se sentirem mais confiantes durante o jogo, assim como ressaltaram a revisão e sistematização das novas apropriações sobre o tema.

A integração desse jogo com a leitura, a exposição do assunto, as situações práticas, entre outros, é necessária, em decorrência dos múltiplos aspectos do ser humano (biopsicossocial, cultural e cognitivo) e, também, por causa da heterogeneidade característica da população em sala de aula. As pessoas têm especificidades no processo de aprendizagem. O professor deve utilizar sua criatividade e seus conhecimentos, além de ouvir reflexivamente e ser sensível às especificidades do grupo e dos indivíduos, a fim de atender às diferenças individuais, sem perder a noção da realidade, porque as turmas de alunos em sala de aula são, às vezes, numerosas.

Os alunos tiveram a oportunidade de compartilhar a responsabilidade da própria aprendizagem, fazer avaliação com pares e desenvolver o processo de tomada de decisão.

Após verificar a importância do jogo didático ou educativo como instrumento de ensino na construção, reflexão e apropriação do conhecimento, destaca-se a importância de levar esse recurso para a educação em saúde para as diversas áreas da enfermagem, em diferentes níveis de atendimento, bem como para outros campos da área.

Alguns estudos foram realizados por enfermeiros assistenciais, docentes e orientandos de cursos de especialização, graduação, mestrado e doutorado de várias escolas, valendo-se do jogo educativo com foco tanto no ensino como na educação para a saúde para diferentes temas e populações. Alguns dos temas abordados foram: planejamento familiar[17], prevenção do HIV/Aids[18,19], prevenção e combate à dengue[20], conscientização de usuários de drogas[21], conscientização de pacientes de um hospital-dia[22], entre outros. Tem-se ainda o jogo sobre cidadania realizado com alunos do curso fundamental, com a participação dos professores, em fase de revisão para publicação. As bases de dados mais utilizadas pelos pesquisadores da área da saúde evidenciam a atualidade do tema.

O jogo é uma estratégia a mais e não uma panaceia para as falhas do ensino. Com base na literatura e em experiências vividas, é possível afirmar que o jogo pode e deve ser utilizado em várias situações de ensino e educação para a saúde, desde que utilizado com propriedade e de forma adequada aos diferentes níveis de ensino e situações.

O aprender com a experiência conduz ao aprendizado real do assunto e torna agradável perceber a si próprio, alunos e enfermeiros, utilizando a comunicação conscientemente na assistência ao paciente, à família e à comunidade. Isso se constitui em contribuição para imprimir qualidade ao desempenho do enfermeiro para exercer a enfermagem como arte e ciência – competente e humanitária[23].

Referências bibliográficas

1. Stefanelli MC. Manifestações de comportamento que levam a procura de assistência psiquiátrica. [Dissertação de mestrado.] São Paulo: Escola de Enfermagem da Universidade de São Paulo; 1978.
2. Stefanelli MC. Ensino de técnicas de comunicação terapêutica enfermeira-paciente. [Tese de doutorado.] São Paulo: Escola de Enfermagem da Universidade de São Paulo; 1985.
3. Stefanelli MC. Comunicação enfermeira-paciente: teoria, ensino e pesquisa. [Tese de livre-docência.] São Paulo: Escola de Enfermagem da Universidade de São Paulo; 1990.
4. Peplau HE. Psychotherapeutic strategies. Perspect Psychiatr Care 1969;6(6):264-70.
5. Hays JS, Larson K. Interacting with patient. Nova York: MacMillan; 1970.
6. Travelbee J. Intervention in psychiatric nursing process in the one to one relationship. Philadelphia: Davis; 1969.
7. Ferraz AF. Análise de comunicação enfermeira-cliente em hospital geral. [Dissertação.] São Paulo: Escola de Enfermagem da Universidade de São Paulo; 1991.
8. Silva MJP. Construção e validação de um programa sobre comunicação não verbal para enfermeiros. [Tese de doutorado.] São Paulo: Escola de Enfermagem da Universidade de São Paulo; 1993.
9. Meneghin P. O enfermeiro construindo ações educativas na prevenção da Aids. [Tese de doutorado.] São Paulo: Escola de Enfermagem da Universidade de São Paulo; 1993.
10. Maftum MA, Stefanelli MC. A comunicação terapêutica vivenciada por alunos do curso técnico em enfermagem. Texto Contexto Enferm 2000;9(2):764-77.
11. Durman S, Stefanelli MC. Enfermeiros de hospital geral construindo conceitos para o desenvolvimento da relação de ajuda terapêutica. Texto Contexto Enferm 2000;9(2):714-25.
12. Campoy MA. O ensino de enfermagem psiquiátrica e em saúde mental: uma visão fenomenológica na visão do professor e do aluno. [Tese de doutorado.] São Paulo: Escola de Enfermagem da Universidade de São Paulo; 2003.
13. Stefanelli MC. Comunicação com o paciente: teoria e ensino. 2. ed. São Paulo: Robe; 1993.
14. Stefanelli MC, Fukuda IMK, Arantes EC. Enfermagem psiquiátrica em suas dimensões assistenciais. Barueri: Manole; 2008. p. 279-370.
15. Campos EC. Enfermagem e comunicação: a interface. [Tese de livre-docência.] Ribeirão Preto: Escola de Enfermagem de Ribeirão Preto da Universidade de São Paulo; 1989.

16. Thiagarajan S. Evaluation of simulations and games: a comprehensive procedure and a case history. Health Educ Monogr 1977;5(Suppl 1):64-75.
17. Silva IA, Stefanelli MC. Estimulando a reflexão sobre planejamento familiar: um método de educação para a saúde. Rev Paulista Enferm 1994;26(3):355-64.
18. Cadete MMM, Stefanelli MC. Proposta de ação educativa na prevenção da Aids. Texto e Contexto Enferm 1998;7(3):3.
19. Stefanelli MC, Cadete MM, Aranha MI, Pinheiro JG, Santos AM. Programa educativo sobre prevenção do HIV/Aids. Revista Gaúcha de Enfermagem 1999;20(2):110-30.
20. Santana EMC, Aranha M I, Stefanelli MC. O jogo do combate à dengue. AMAE Educando 1998;32(282):20-2.
21. Corrêa RG, Stefanelli MC. El juego educativo en la recuperación de consumidores de drogas. Apresentado no II Congreso Internacional: La rehabilitación psicosocial integral en la comunidad y con la comunidad. Anais. Barcelona: ARAPDIS; 2002.
22. Sousa KA, Lino M, Stefanelli MC, Silva MCP. Uso do jogo educativo para conscientização de usuários de um hospital-dia psiquiátrico. 2001. Apresentado no II Congreso Internacional: La rehabilitación psicosocial integral en la comunidad y con la comunidad. Anais. Barcelona: ARAPDIS; 2002.
23. Stefanelli MC, Guerra GM. A comunicação terapêutica na terapia endovenosa. In: Malagutti W, Rohers H. Terapia endovenosa: atualidades. São Paulo: Martinari; 2011. p. 405-15.

ÍNDICE REMISSIVO

N

O

P

R

S

T

U

V